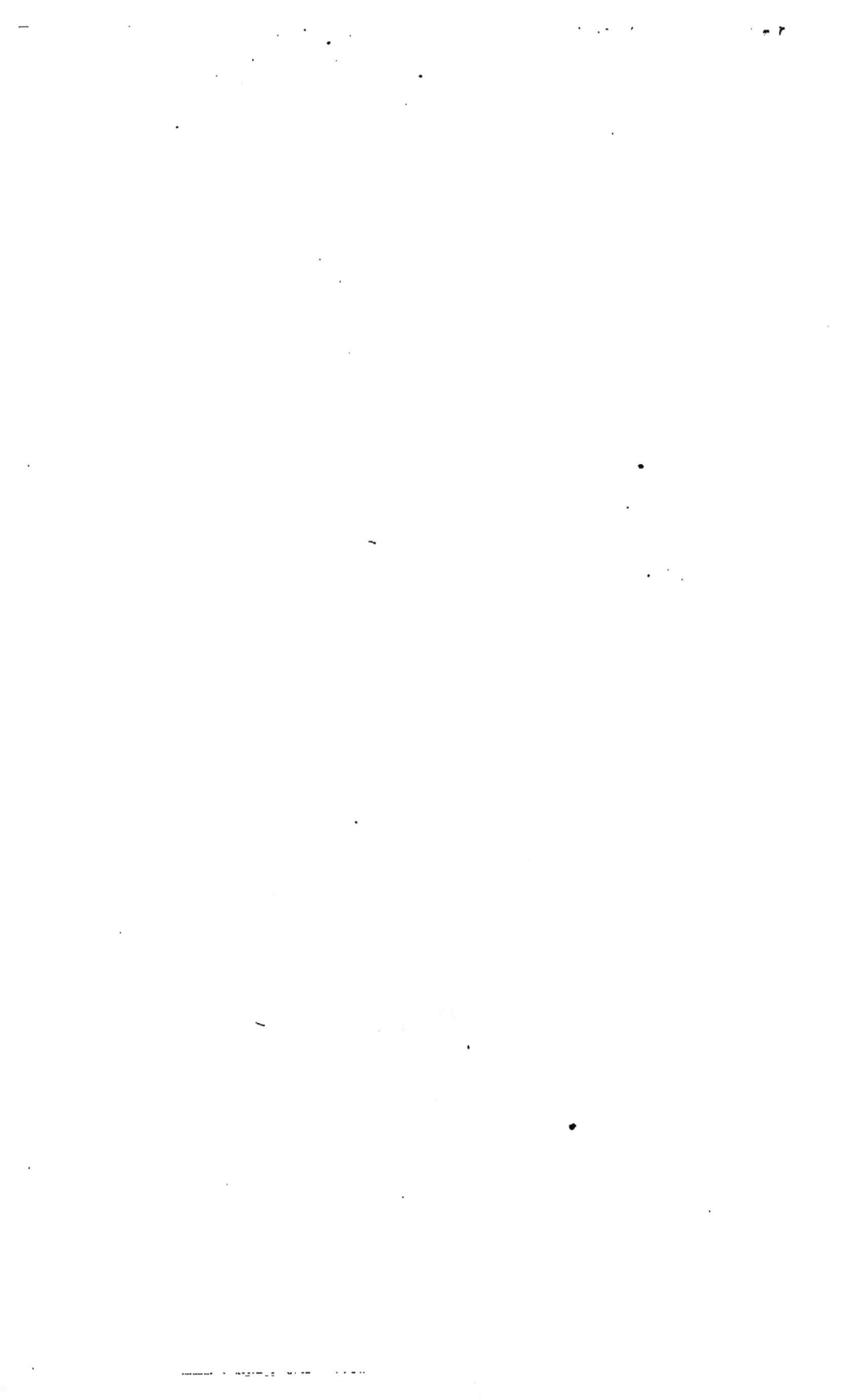

Dr CASIMIR DAUMAS.

LES SOURCES

DE VICHY

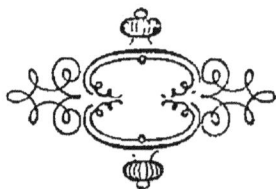

VICHY

IMPRIMÉ ET ÉDITÉ PAR WALLON

1873

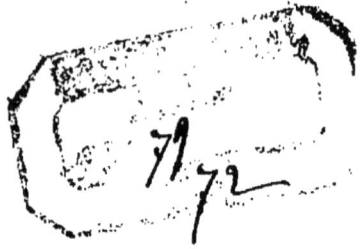

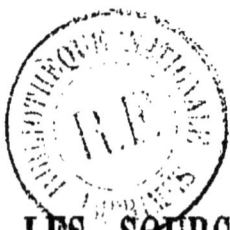

LES SOURCES DE VICHY

Dr CASIMIR DAUMAS.

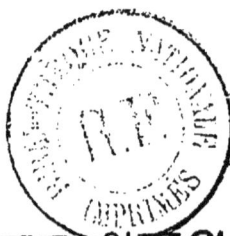

LES SOURCES DE VICHY

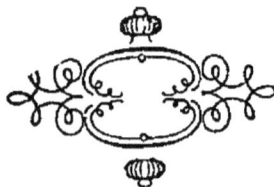

VICHY

IMPRIMÉ ET ÉDITÉ PAR WALLON

1873

NOTE DE L'ÉDITEUR

Toutes les années, pendant la durée de la saison thermale, la grande majorité des baigneurs et des buveurs qui arrivent à nos thermes, nous demande un travail ayant trait spécialement et uniquement aux sources de Vichy. — Pour répondre à ce besoin si naturel et si légitime, nous avons eu l'idée de recourir au livre le plus compétent et le plus explicite en la matière, LES EAUX MINÉRALES DE VICHY, par M. le Dʳ Casimir Daumas, et d'en extraire, avec l'assentiment de l'auteur, le chapitre consacré au régime et à l'aménagement des sources.

M. le Dʳ C. Daumas, un des médecins les plus connus à Vichy et le plus justement apprécié, est l'auteur du *Système des petites doses*, dans l'usage des Eaux : c'est lui qui a eu l'idée des VERRES GRADUÉS et qui les a introduits à toutes les buvettes : de plus, son livre est écrit avec une grande élégance de style et un talent remarquable de netteté et de précision...

Ces divers titres nous ont paru une recommandation suffisante pour la brochure que nous offrons au public, espérant qu'elle lui donnera la satisfaction qu'il réclame.

A. W.

LES

SOURCES DE VICHY

———

Vichy *(Vicus calidus)*, la bourgade aux eaux chaudes, est la plus brillante et une des plus anciennes stations thermales de France. Située sur une des rives de l'Allier, au centre d'un bassin entouré de toutes parts par des collines peu élevées, elle servait déjà, il y a plus de deux cents ans, de lieu de rendez-vous aux habitants de la contrée et aux malades riches, qui pouvaient venir de plus loin, essayer la puissance curative de ses eaux. Le premier Intendant des eaux date de Henri IV, qui l'institua par un édit de 1603.

Madame de Sévigné nous a laissé de charmants petits tableaux, que tout le monde connaît, des thermes de Vichy, des mœurs du pays, de la qualité et des habitudes des buveurs de son temps. Il y a dans ses lettres, rendues par là doublement intéressantes, presque autant de bonne médecine et beaucoup plus de littérature, que dans les écrits des médecins de l'époque. On y voit figurer une foule de noms, que l'histoire nous a conservés, au milieu de la société élégante et précieuse, à laquelle l'aimable marquise appartenait. Les lettres de Madame de Sévigné, du reste, c'est de l'histoire, et l'on peut se convaincre, en les lisant, que les grands seigneurs d'autrefois, avec moins de bien-être, pour tout ce qui touche à la vie aux eaux, n'avaient pas plus d'imagination que les baigneurs de nos jours, pour se distraire et égayer leurs loisirs.

L'usage était alors de se visiter plus souvent, de passer de longues heures à voir danser la bourrée, et le reste du temps à admirer le paysage. « Je vais être seule, et j'en suis fort « aise; pourvu qu'on ne m'ôte pas le pays « charmant, la rivière de l'Allier, mille petits « bois, des ruisseaux, des prairies, des mou- « tons, des chèvres, des paysannes qui dan- « sent la bourrée dans les champs... »

La charmante femme rêvait dans ses pro-

menades des délices de l'Astrée, et, en dépit
de son rhumatisme goutteux, se tenait prête
à voir apparaître à chaque pas, et venir à elle
un berger du Lignon. — De nos jours, on se
laisse moins aller à de semblables espérances ;
mais, à tout bien peser, et le paysage étant
resté le même, il vaut encore mieux, croyons-
nous, vivre et se baigner à Vichy au dix-
neuvième siècle, que s'y être baigné et y avoir
vécu au dix-septième.

Je vais plus loin : notre époque est trop
au-dessus d'un rapprochement de ce genre et
je m'étonne presque d'avoir pu l'indiquer. On
ne se fait pas, en général, une idée snffisam-
ment juste de cette société, si souvent décrite
et tant admirée du XVIIe siècle, et on oublie
trop l'absence de soins et de propreté, les
négligences et les indélicatesses physiques
qu'elle cachait, sous son grand apparat. Mais
vraiment, il fut bien inspiré, le délicat roi
Louis XIII, lorsque, voulant prendre à la
dame de ses soupirs, Mademoiselle de Hau-
tefort, un billet galant que la belle avait caché
dans son sein,... il s'arma d'une pincette !...

Tout ce grand monde ne se baignait pas ; il
ne se baignait jamais. Il fut hydrophobe.
M. Michelet, je crois, a défini le siècle de
François Ier, la gale. Le XVIIe siècle, c'est

aussi la gale. La gale et tous les parasites, le châtiment de toutes les impuretés du corps... Henri IV, à cheval sur les deux époques, en est la formule hygiénique : galanterie et malpropreté.

En parcourant le registre, sur lequel Hérouard, premier médecin de la cour, a inscrit pendant vingt-huit ans, jour par jour, ses prescriptions, et heure par heure, tous les actes du roi Louis XIII, on ne s'aperçoit pas que la triste Majesté, dévorée de mélancolie et de bile noire, se soit jamais baignée une seule fois. Le roi Soleil, de son côté, a pris un bain dans toute sa vie ! et se lavait les mains, c'est-à-dire le bout des doigts, avec de l'esprit-de-vin. Et madame de Longueville, la belle exhumée par M. Cousin, et si artistement, si amoureusement célébrée, portait des jupons sales, au dire de Bussy-Rabutin, et sentait mauvais *intus et extra*...

Assurément, ce sont là des révélations désobligeantes et des détails qui répugnent. Mais nous lisons, dans le *Journal de la santé du roi*, tenu successivement par Fagon et deux de ses confrères, que le grand Roi se complaisait à prendre médecine, si bien que, dans une seule année, il se purgea plus de deux cents fois! — Une autruche en serait morte : et cela eût mieux valu peut-être, que d'acquérir à ces exercices, un ventre de bonze et ne se laver jamais.

Les buveurs d'autrefois, comme ceux d'aujourd'hui, paraissent d'ailleurs, avoir été surtout préoccupés, à leur manière, des soins à donner à leur santé. « Dès le matin, on prend « les eaux, dit Madame de Sévigné, on les « rend, on cause confidentiellement de la « manière dont on les rend, et cela dure « jusqu'à midi.» Le reste de la journée, donné à la vie calme et contemplative, devait ensuite aider puissamment à l'effet salutaire du traitement. Mais il n'y avait pas alors, à Vichy, de véritable établissement thermal. Tout l'appareil balnéaire était renfermé dans un petit bâtiment, qui servait à peine d'abri contre les intempéries de l'air, et dont tous les malades, sans distinction, riches, pauvres et grands seigneurs, hommes et femmes, se disputaient, — je me trompe... — ne se disputaient pas les rares baignoires. Ce bâtiment s'appelait la *Maison du roi*. Sur la porte d'entrée on y lisait cette rude et âpre inscription :

Lava te et porta grabatum.
Lavez-vous et emportez vos linges.

Je le crois bien !

On sait ce que Madame de Sévigné a dit de la douche, et certainement cela peut paraître terrible ; mais, dans nos mœurs, et au point de vue de la propreté, les bains ainsi organisés devaient être, il faut en convenir, terribles et horribles tout à la fois. Aussi le traitement thermal, à cette époque, consistait principalement dans l'eau, prise en boisson, et malgré les améliorations successives, qui datent du voyage que firent à Vichy, en 1785, Mesdames Adélaïde et Victoire, tantes de Louis XVI, cela a duré ainsi jusqu'à l'entier achèvement, en 1829, de l'établissement thermal actuel.

Aujourd'hui, l'établissement thermal de Vichy, dans son ensemble, est sans contredit le premier et le plus beau des établissements de France. Nous n'en faisons point l'éloge au point de vue de l'art, mais au point de vue de ses dispositions intérieures et de son importance médicale. Il se compose de trois bâtiments séparés, ayant chacun un appareil balnéaire complet : le *grand bâtiment,* dont nous venons de parler, dû à l'initiative et à la munificence de Mesdames de France ; le petit établissement de l'*hôpital* et le *nouveau bâtiment,* que la Compagnie concessionnaire des sources a fait construire, pour répondre à la grande affluence des malades et aux besoins

urgents du service. Tous ensemble, ils contiennent plus de trois cents cabinets de bains,
une piscine et quarante cabinets de douches
diverses, et comme chaque baignoire peut
recevoir un nouveau malade toutes les heures,
cela fait plus de trois mille bains, qu'il est
journellement possible de délivrer à Vichy.

Après ce premier coup d'œil jeté sur l'établissement thermal de Vichy, nous devons étudier
séparément chacune des sources, de façon à
déterminer leurs propriétés particulières et
leurs applications thérapeutiques. Nous adop-
tons, pour cette étude, la division qui nous paraît la meilleure et la plus simple, celle de
sources naturelles et de *sources artificielles*.
Cette division s'appuie, du reste, sur certaines
considérations importantes tirées des qualités
physiques et chimiques des eaux. Ainsi les
sources naturelles, du moins les anciennes
sources de Vichy, sont toutes plus chaudes et

1.

plus abondantes, la source des *Célestins* exceptée, que les sources artificielles. Elles sont plus minéralisées, moins ferrugineuses et plus franchement alcalines. D'autre part, les sources artificielles, moins chargées de principes minéraux, contiennent plus d'acide carbonique libre, que les sources naturelles.

SOURCES NATURELLES

GRANDE-GRILLE

La *Grande-Grille* est peut-être la source la plus universellement connue du bassin de Vichy ; du moins il n'y a guère que la source des *Célestins* qu'on puisse lui opposer en notoriété. Son nom lui vient d'une grande grille de fer, qui autrefois, la protégeait, et que des travaux récents ont fait disparaître. Elle était en même temps, abritée sous un large pavillon, qui a disparu aussi. Elle est située dans le grand établissement thermal, angle nord-est, à une des extrémités de la galerie des sources. Le service de la buvette est installé dans un petit enfoncement, qu'entoure une grille qui lui sert de rampe, et dans lequel on descend, des deux côtés, par un escalier de deux marches.

De toutes les fontaines de Vichy, celle de la *Grande-Grille* est la plus convenablement disposée;

c'est celle qui rend le mieux à l'esprit, l'idée qu'on
se fait d'une source thermale jaillissante. Au centre
d'un bassin de grandeur ordinaire, l'eau bondit et
bouillonne et lance des flots d'écume, à la hauteur
d'un demi-mètre. Son jet, parfaitement isochrone,
semble résulter d'une double poussée intérieure,
l'une un peu plus faible que l'autre, et s'exécute
par secondes, avec la presque régularité du tic-tac
du cœur, auquel on peut, en quelque sorte, le com-
parer. Le public des buveurs, accoudé à la rampe,
se montre en général, très-curieux et très-satisfait
de ce spectacle.

Ce serait certainement un tableau intéressant à
présenter, si nous voulions entreprendre d'esquisser
la physionomie des buveurs, qui se pressent autour
de la *Grande-Grille*: une foule de malades de tous
rangs, depuis l'âge adulte jusqu'à la vieillesse, au
teint pâle, jauni, marqué par l'ictère à tous les degrés. Les uns portent assez bien, à la faveur d'un
embonpoint réel, de légers engorgements du foie
ou des viscères abdominaux. Les autres, affaiblis
et détériorés, par des affections profondes de ces
mêmes organes, et courbés par de longues souffrances, se traînent péniblement, et tendent en
tremblant, vers la donneuse d'eau, leurs doigts amai-
gris. Chez un grand nombre, la cachexie paludéenne
se trahit par la couleur terne, sèche et verdâtre du
visage. On les voit circuler dans les galeries des
sources, corps sans confiance, abattus et pensifs.

Tous les malades ne boivent pas en même abondance, ni avec la même facilité. Il en est qui avalent d'un trait, de grands verres pleins, qu'ils renouvellent nombre de fois, pour ne pas dire trop souvent. D'autres, au contraire, ont de la peine à absorber un demi verre ou un quart de verre, et ne boivent l'eau que lentement, par petites gorgées, et avec une répugnance, qui indique quelquefois, une véritable intolérance de l'estomac. Les plus heureux et les plus sages sont ceux qui se bornent à boire ces demi et ces quart de verre, sans intolérance de l'estomac et sans répugnance.

Il y a beaucoup à observer, beaucoup à apprendre, pour le médecin, dans ce tableau : aussi lorsqu'un de nos confrères étrangers, de passage à Vichy, veut bien nous consulter sur les propriétés et l'efficacité des eaux, nous ne manquons pas de lui dire : — Allez aux sources, à l'heure où les malades ont l'habitude de boire. A la *Grande-Grille*, par exemple : là, les malades portent le diagnostic de leurs maladies sur la figure ; il suffit de les remarquer et de les suivre, pendant la durée du traitement, et on peut voir, dans un mois, plus de faits instructifs, que n'en contiennent tous les traités d'hydrologie clinique.

La source de la *Grande-Grille* a présenté, depuis le commencement de ce siècle, de grandes variations dans son débit et dans sa température. Il y a une quarantaine d'années, elle donnait environ 15,000 litres d'eau par jour, à 38°,5 centigrades : expériences de MM. Berthier et Puvis, en 1820.

En 1844, MM. François et Boulanger ne trou-
vèrent plus, au jaugeage, que 6 à 7,000 litres et
52 degrés de température, et depuis, la températu-
ture et le volume baissant toujours, ce dernier était
descendu, en 1859, à 3,400 litres. C'est à ce moment, que le gouvernement fit exécuter autour de
la *Grande-Grille*, et sous la direction de M. l'ingénieur François, une série de travaux importants.
Ces travaux, entrepris dans un but de captage,
eurent pour résultat d'abaisser le point d'émergence
de la source et de débarrasser son orifice d'incrustations calcaires qui l'obstruaient. Dès lors, son régime se trouva profondément modifié. L'eau, trou-
vant une large issue, coula avec plus d'abondance,
et le rendement et la température de la source s'ac-
crurent considérablement.

Aujourd'hui la *Grande-Grille* a deux émergences
ou deux régimes, un pour le jour et l'autre pour la
nuit. Le jour elle jaillit, telle que nous l'avons décrite, et elle donne environ 75,000 litres d'eau,
spécialement affectés au service de la buvette. Son
émergence de nuit est cachée aux yeux du public et
située plus bas, à 5m, 20 au-dessous du sol de la
galerie. A ce niveau, le rendement journalier de la
source est plus considérable et s'élève à 96,000 litres.
Ce dernier régime sert uniquement, à fournir de
l'eau aux bains de l'établissement et à l'exportation.

Une chose est à remarquer, dans les variations
successives dont nous venons de parler : c'est la
corrélation constante et directe qui a toujours régné

entre le débit et la température de la source, de telle sorte que le premier venant à diminuer, la seconde s'abaisse. Dans le sens de l'augmentation c'est la même chose, et cette corrélation existe, pour toutes les sources naturelles de Vichy.

Toujours, pour une même source, on a vu la température monter ou descendre, suivant que le rendement augmente ou diminue, si bien que lorsqu'on cherche à se rendre compte des causes des variations de température des diverses sources, on n'en trouve pas d'autres, que l'abondance de leur débit et la rapidité du jet, cette dernière cause étant évidemment liée à la première. Plus les eaux sont abondantes, plus elles jaillissent rapidement, et moins elles ont le temps de se refroidir. De là cette proposition, que l'expérience confirme et que l'on peut établir d'une manière générale :

A Vichy, *les sources naturelles les plus abondantes sont les plus chaudes*, et réciproquement, *les sources les plus chaudes sont toujours les plus abondantes.*

La température de la *Grande-Grille* est de 41° centigrades. C'est à peu près le chiffre accusé par Desbrets; en 1776. M. Bouquet, a trouvé pendant l'année 1855, 41°. 8, et nous-même, en 1859, 41°, 2.

L'eau de la *Grande-Grille* possède, à un haut degré, toutes les qualités des eaux minérales de Vichy. Sa température élevée lui donne une saveur fade, qui peut la rendre agréable ou désagréable à

boire, suivant les goûts, mais à laquelle on s'habitue
très-vite. Elle ne communique à l'estomac, aucune
sensation trop vive, et nous dirions. volontiers
qu'elle est douce, si on savait bien ce qu'il faut en-
tendre par ce mot. Au moins, nous voulons dire que
la grande majorité des malades, la prend sans peine
et la digère sans effort. Il est rare que son ingestion donne lieu à aucun des phénomènes de plénitude et de lourdeur d'estomac, de régurgitation ou
de vomissement, que l'on remarque quelquefois
auprès des autres sources, et quoique les anciens
aient écrit qu'elle était la plus capable d'agiter
puissamment nos organes, nous avons pris l'habitude, dans le but de faciliter aux malades la tolé-
rance des eaux, de la prescrire très-souvent, au
début du traitement thermal.

Ces qualités légèrement stimulantes s'expliquent
d'ailleurs, et par la température élevée de la source
et par la quantité, relativement plus faible, d'acide
carbonique libre qu'elle contient. L'excès d'acide
carbonique n'est pas toujours, il s'en faut, une ga-
rantie assurée de la facile digestion des eaux. L'excitation trop vive qu'il produit, sur des estomacs
malades ou affaiblis, les rend quelquefois insuppor-
tables. Il est bon, sans doute, que les eaux en contiennent plus ou moins, suivant l'état des malades,
mais jamais trop, comme pour toutes les bonnes
choses, et il est à remarquer qu'à Vichy, les eaux qui
sont réputées les plus légères entre les sources naturelles, sont celles qui en possèdent le moins. Quand
nous parlerons de la source des *Célestins*, nous

aurons une excellente preuve, à donner à l'appui de cette remarque, et nous verrons combien souvent l'erreur est facile, faute d'un peu d'attention.

Mais il est une observation plus générale que nous devons placer ici, à savoir : que dans toutes les eaux de Vichy, la quantité d'acide carbonique libre est en raison inverse de la température. Tout à l'heure, nous avons vu l'abondance et la température des diverses sources naturelles être constamment en rapport direct : ici, c'est le contraire, et plus les sources sont chaudes, moins elle contiennent d'acide carbonique libre. Cette règle n'offre d'exception, que pour la source *Lucas*, qui est de beaucoup la plus chargée en acide carbonique, quoiqu'elle ne soit pas, à beaucoup près, la moins chaude, et pour la source des *Célestins*, qui, bien qu'elle soit froide, ne contient pas même autant d'acide carbonique libre, que celle de l'*Hôpital*.

La buvette de la *Grande-Grille* est la plus suivie de celles de Vichy. Il est bien peu de malades, qui achèvent leur saison thermale, sans venir y boire plus ou moins. On la prescrit dans presque toutes les affections qui sont soignées à Vichy ; mais on l'ordonne spécialement, contre les engorgements du foie et de la rate et les maladies intestinales qui en dépendent, contre la cachexie paludéenne, l'ictère et les coliques hépatiques... Il y a là une habitude généralement acquise, à laquelle du reste nous obéissons aussi, et qui peut être considérée comme un précepte, dans la prati   os confrères à

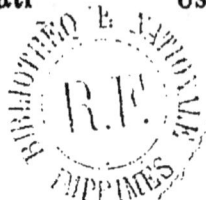

Vichy. Mais s'il fallait donner une raison certaine de cette action thérapeutique spéciale, que l'on accorde à l'eau de la *Grande-Grille*, ce serait, croyons-nous, chose très-difficile. De celle-là d'ailleurs, et aussi bien de celles qu'on attribue à l'eau des autres sources.

Sur ce point, la raison chimique, à laquelle on a fait jouer un rôle si exclusif et si téméraire, dans les théories médicales de Vichy, manque complétement. Toutes les eaux étant identiquement composées, on chercherait vainement dans aucune, l'indice d'une spécialité quelconque.

Les qualités physiques, c'est-à-dire la différence de thermalité, que possèdent les différentes sources, ne sont pas davantage une explication, mais un argument, d'une valeur absolument relative à la facilité, plus ou moins grande, qu'ont les malades de supporter l'eau de telle ou telle autre source ; sans cela il faudrait dire que le même médicament, administré à quelques degrés de chaleur, en plus ou en moins, guérit, dans le premier cas, les maladies du foie, et dans le second, les maladies des reins : hardiesse physiologique et thérapeutique que l'on a, je crois, osé produire, mais qui est journellement démentie à Vichy.

Reste l'expérience, et celle-ci, il faut l'avouer, est plus concluante. L'observation a fait reconnaître, en effet, que les différentes sources de Vichy paraissent avoir, suivant le genre de maladie, une certaine spécialité d'action, qui les rend plus efficaces les unes que les autres. Ainsi l'eau de l'*Hôpital*, contre les gastristes et les gastro-entérites chroniques; l'eau des *Célestins*, contre les affections des voies urinaires et la goutte, et la *Grande-Grille*, contre les maladies du foie. Dans ce dernier cas, M. Petit aurait obtenu des guérisons, en quelque sorte miraculeuses. De son côté, le docteur Finot, médecin des armées, a signalé les effets inespérés qu'on pouvait attendre de l'eau de la *Grande-Grille*, administrée contre la cachexie paludéenne et les diarrhées d'Afrique, si tenaces et si rebelles, et nous pouvons dire que nos propres observations, faites dans le service militaire que nous avons dirigé, en 1859, à l'hôpital de Vichy, confirment pleinement la justesse de ces résultats.

Il y a donc là, un fait d'expérience, sur lequel repose la réputation particulière des sources de Vichy, et dont on ne peut pas nier l'importance. Mais il ne faudrait pas non plus en tirer des conséquences trop rigoureuses, et surtout, il s'agit de bien l'interpréter.

Tous les jours, nous l'avons dit, le médecin des eaux est obligé de transiger, avec les indications les plus claires, et de remplacer dans le traitement, l'eau d'une source par celle d'une autre, et cela parce qu'il se trouve continuellement en présence d'une question qui est, en tout, la première, celle de l'individualité. A quoi sert, en effet, que le genre de maladie exige, de préférence, l'emploi de l'eau de l'*Hôpital* ou de la *Grande-Grille*, si le malade ne peut pas les supporter ? Il faut, sans doute, tenir compte de l'indication, et s'y soumettre autant que possible, mais en restant convaincu qu'elle n'est que secondaire. La nature du malade, sa constitution, sa susceptibilité propre, en un mot, son idiosyncrasie physiologique et pathologique, voilà ce qui surtout, doit diriger le médecin dans le choix de la source, et ce qui l'amène presque toujours, à ne formuler son traitement, qu'après beaucoup de tâtonnements et d'essais.

Mais voilà bien aussi ce qui élève la médecine thermale, et la rend non moins difficile et non moins sérieuse, que la médecine générale. Ce serait vraiment chose trop facile s'il suffisait de répondre: *Grande-Grille*, a une maladie du foie, ou — source des *Célestins*, a un catarrhe de la vessie. Ici, comme dans la thérapeutique générale, à chacun sa manière d'être et de souffrir, et cette manière est le seul et vrai régulateur du traitement.

Pour nous, qui exerçons la médecine thermale, ces principes ne sont pas inutiles à rappeler ; mais en apportant des restrictions nécessaires à l'action thérapeutique spéciale, que l'on accorde aux différentes sources, nous croyons aussi rendre service à nos confrères, étrangers à la pratique des eaux. Il arrive très-souvent que les médecins, abusés par cette réputation de spécificité, dont ils n'ont pu apprécier, par eux mêmes, la valeur limitée, lorsqu'ils envoient des malades à Vichy, leur indiquent en même temps, la source où ils doivent boire. Parmi les grands maîtres dans notre art, plusieurs n'agissent pas autrement, et ils nous permettront de leur dire, avec tout le respect que nous avons pour eux, et dans la sincérité de notre amour pour la vérité, que quelquefois ils se trompent. De là résulte, pour le médecin des eaux, une position embarrassée, et pour le malade, des hésitations, du découragement et un manque de confiance, qui peuvent, à la fois, réagir sur les suites du traitement et se changer en accusations injustes. Cela se voit, et d'autant plus souvent, qu'il y a un grand nombre de malades qui, même sans l'avis de leur médecin ordinaire, trouvent étrange qu'on essaye de les guérir d'une affection rénale, avec l'eau de la *Grande-Grille* ou d'une jaunisse, avec l'eau de l'*Hôpital*.

Il serait donc à désirer, eu égard aux difficultés d'applications constantes, que présentent les diverses sources, que nos confrères de tous les pays, en se montrant très-explicites, sur tout ce qui concerne le malade et la nature de la maladie, réservassent au médecin des eaux auquel ils s'adressent, le soin de diriger le traitement thermal. Quant aux malades, ils doivent être bien convaincus que, très-heureusement d'ailleurs, les différentes sources de Vichy peuvent se remplacer l'une par l'autre, qu'il est souvent utile de les alterner dans leur emploi, et qu'un goutteux, au surplus, peut achever fructueusement sa saison et avouer sans honte, qu'il n'a pas bu aux *Célestins*. Autrefois l'aveu eût été difficile; mais les temps sont changés.

PUITS-CARRÉ

Le *Puit-Carré* s'appelait autrefois, la fontaine des *Capucins*.

Nous avons dit que l'eau de cette source était la seule qui fut recueillie, pour les besoins des malades, dans l'ancienne *Maison du Roi*. Aujourd'hui, c'est la source de Vichy la plus importante par son abondance, et conséquemment, par sa température. Elle est située au milieu de la galerie nord de l'établissement thermal, à droite, en entrant, dans la galerie centrale. Un écriteau pendu au mur, et, sur le sol, un carré d'ouverture entouré d'une rampe, marquaient il y deux ans, que la source est là, et qu'il fallait descendre pour la voir. Aujourd'hui l'écriteau a disparu, l'ouverture est fermée, on a installé à sa place, la table de marbre de la buvette *Chomel* et les buveurs, privés dans leur curiosité, ne trouvent plus rien qui leur indique l'existence et la position de la source. Progrès !

A l'époque des grands travaux accomplis, autour de la *Grande-Grille*, l'aménagement du *Puits-Carré* subit aussi des modifications importantes. Il avait à ce moment, deux régimes superposés, l'un au niveau du sol, l'autre à un mètre et demi plus bas. Alors aussi le *Puits-Carré* avait sa buvette, fréquentée par un bon nombre de malades. Maintenant la buvette est supprimée. On a réuni les deux régimes de la source et abaissé son point d'émergence à 3^m25 au-dessous du sol de la galerie. Ainsi qu'on le voit toujours, à la suite de l'abaissement du niveau d'orifice d'une source, le débit du *Puits-Carré* est devenu, par là, très-considérable. On peut l'évaluer à 200,000 litres par jour.

Cette grande quantité d'eau sert uniquement à préparer les bains de l'établissement, et n'est pas suffisante pour les besoins du service. Cela ne doit pas surprendre, si l'on pense qu'il est tel moment de l'année thermale, où l'affluence des baigneurs est si grande, que l'administration délivre jusqu'à 5,500 bains par jour. Mais on aurait tort d'en tirer prétexte pour croire, avec quelques malades, que, dans ce cas, les bains de l'établissement ne sont pas assez minéralisés. La *Grande-Grille*, la source *Lucas* et le *Puits-Brosson*, qui concourent avec le *Puits-Carré* à alimenter les baignoires, fournissent une quantité d'eau minérale plus que suffisante, pour satisfaire à toutes les exigences.

La température de l'eau du *Puits-Carré* est de 44°,5 centigrades.

SOURCE CHOMEL

En 1775, Louis Chomel, ancien doyen de la Faculté de Paris, médecin ordinaire du Roi et Intendant des eaux, se trouvait à Vichy, pendant qu'on travaillait à la construction de l'ancien établissement thermal. D'un coup de pioche, un des ouvriers occupés aux travaux, souleva une pierre et fit jaillir une source d'eau thermale. Accouru sur les lieux en toute hâte, Chomel s'empara de la source et lui donna son nom. Il en est l'Améric Vespuce.

Située, à l'origine, à deux ou trois mètres du *Puits-Carré*, la nouvelle source eut pendant longtemps, une existence propre et un régime séparé. Son débit journalier, en 1820, était de 2,500 litres. Mais dans ces dernières années, le *Puits-Chomel*, comme on l'appelle aussi, a été réuni au *Puits-Carré*, et les deux sources n'en forment plus qu'une : même débit, même température et mêmes propriétés.

La source *Chomel* occupait, dans l'établissement actuel, le milieu de la galerie nord. Déplacée dans ces dernières années, la buvette a monté les deux marches de la galerie centrale et se trouve, à son extrémité, sur l'emplacement même du *Puits-Carré*. Elle se présente sous la forme d'une borne-fontaine assez élevée et renfermant un système de pompe, qui va chercher l'eau à la profondeur de trois mètres au-dessous du sol. Arrivée à la surface, celle-ci s'échappe par l'ouverture d'un griffon, dont on tourne à volonté le robinet, et tombe dans une petite conque de marbre. A mesure qu'un buveur se présente, la gardienne de la buvette remplit un verre et le lui offre, et celui-ci le boit, en faisant d'ordinaire un peu la moue. Cette marque de répugnance est due à l'odeur d'hydrogène sulfuré, qui est très-sensible dans l'eau de cette source et lui donne un goût désagréable. Par suite, son ingestion s'accompagne fréquemment d'éructations et de renvois nidoreux, assez incom-

modes, et qui ne laissent pas de fatiguer certains malades. Dans ces cas, il est utile de laisser l'eau s'é-
vaporer, pendant quelques instants dans le verre,
avant de la boire.

Cet inconvénient à part, l'eau de la source *Chomel*
possède des propriétés anodines très-marquées et qui
la rendent précieuse, toutes les fois que l'organisme,
affaibli ou très-impressionable, demande à être médiocrement excité. De toutes les Eaux de Vichy, c'est
celle qui contient le moins d'acide carbonique libre,
sans qu'elle soit pour cela, rendue plus lourde ni
plus difficile à digérer, et comme, d'autre part, elle
est la plus minéralisée, elle peut dans beaucoup
de cas, remplacer heureusement les autres sources
et remplir les diverses indications de la médecine
thermale. Sa température très-élevée, doit encore
être comptée, parmi les causes qui lui valent, à
juste titre, son renom de douceur. Aussi on voit
venir à sa buvette, les personnes très-délicates, les
natures nerveuses, celles dont l'estomac est très-
susceptible, les femmes surtout et les enfants.

Mais on a fait à la source *Chomel* une réputation
de spécificité, contre les affections des organes respiratoires, qui nous paraît au moins douteuse. Déjà
les anciens médecins avaient avancé qu'elle était très-
efficace, contre la consomption pulmonaire, assertion qu'aucun de nos confrères actuels ne voudrait,
croyons-nous, se charger de défendre. Pourtant les
livres nouveaux mentionnent encore l'imminence
tuberculeuse, au nombre des maladies spécialement
dévolues à l'eau de *Chomel*, et puis la dyspnée, la

toux, le catarrhe pulmonaire, etc., etc. Il est très-
vrai aussi que, lorsqu'un malade est atteint, pendant
le traitement, d'un rhume ou d'un enrouement, on
l'envoie aussitôt à la même source. Mais le difficile
peut-être, après cela, serait de citer un fait réel d'un
malade, qui ait jamais perdu son rhume ou retrouvé
sa voix par ce moyen, et il nous est impossible de
voir, dans cette pratique, autre chose qu'un sacri-
fice un peu banal, à l'odeur d'hydrogène sulfuré,
qui est plus marquée ici que dans les autres fontaines.
Du moins, nous n'avons jamais rencontré dans l'eau
de *Chomel,* ni dans aucune eau de Vichy une action,
nous ne dirons pas spéciale, mais à peine déterminée
contre les maladies de l'appareil respiratoire.

Il faut se garder, nous le répétons à un point de
vue plus général, de ces théories trop ambitieuses,
qui tendent à faire de chaque espèce d'eau minérale
une panacée universelle. Elles compromettent, par
leur exagération même, la réputation des sources
qu'elles proclament, et elles ont de plus, l'inconvénient possible d'égarer les malades et nos confrères
absents. Dans le cas particulier, la médication par
les eaux de Vichy constitue une médication assez
active, pour qu'il ne soit pas sans danger de l'appli-
quer à tout genre de maladie. Pour nous ce danger
existe, au moins à l'état de contre-indication, précisément dans les affections idiopathiques des voies
respiratoires, dans l'asthme, dans la dyspnée, dans
la phthisie imminente ou déclarée, etc. ; il existe
surtout dans les maladies organiques du cœur. Nous
pouvons d'ailleurs formuler en deux propositions

générales, et d'une manière anatomique, ce que l'expérience de la plupart de nos confrères et nos propres observations cliniques nous ont appris, sur l'étendue d'action et l'efficacité des eaux de Vichy.

Elles sont contre-indiquées et plus dangereuses qu'utiles, dans toutes les maladies qui ont leur siége dans les organes, placés *au-dessus* du diaphragme.

Au contraire, dans les affections des organes situés *au-dessous* du diaphragme, elles sont utiles, très-efficaces, et elles amènent souvent des guérisons inespérées.

A cette dernière proposition, il convient d'ajouter certaines maladies, qui intéressent l'organisme entier, et qui liées, comme cause ou comme effet, à une perversion de la nutrition, paraissent devoir être attaquées, de préférence, dans les premières voies. La goutte, la chlorose, le diabète, l'albuminurie, se trouvent ainsi améliorés ou guéris, par l'emploi des eaux de Vichy:

Maintenant, si chez un malade atteint, comme nous venons de le dire, il se présente en même temps un catarrhe pulmonaire ou une inflammation chronique de la gorge ou du larynx ; si à la faiblesse générale, se joint une grande susceptibilité des organes respiratoires ; si un engorgement considérable du foie amène des symptômes d'oppression ; si la chlorose s'accompagne d'essoufflements et de palpitations, il est bien évident que ces symptômes secondaires, dont quelques-uns doivent disparaître avec la maladie principale, ne sont pas une contre-indication au traitement thermal. Nous concevons encore et nous croyons même très-utile qu'on soumette, dans ce cas, les malades au régime de la source *Chomel*, mais ce n'est pas parce que l'eau de cette source possède des propriétés spécifiques, c'est parce qu'elle est la moins excitante des eaux de Vichy. Et lorsqu'un rhume un peu aigu survient inopinément, le mieux est de suspendre, pendant quelques jours, l'usage des eaux.

SOURCE DE L'HOPITAL

La source de l'*Hôpital* doit son nom à la position qu'elle occupe dans le vieux Vichy, au milieu de la place Rosalie et en face de l'Hôpital civil. Elle jaillit dans un vaste bassin circulaire en pierre, posé sur quatre rangs de marches et exhaussé de près de deux mètres au-dessus du sol. Un grillage en fer entoure les bords du bassin, et une toiture, surmontée d'un clocheton et soutenue par douze colonnettes, le recouvre. Ainsi disposée, la fontaine de l'*Hôpital* ne manque pas d'élégance, ni d'une certaine prétention artistique, qui malheureusement, au point de vue de l'hydrologie médicale, n'est pas de tous points justifiée. La toiture a été construite, dans l'excellent but de mettre l'eau minérale à l'a-

bri d'une trop vive lumière et d'empêcher la for-
mation de la matière verte organisée, qui se développe, avons-nous dit, plus particulièrement, dans
l'eau de cette fontaine.

Mais le bassin est trop large et trop profond. Le
jet de la source, écrasé à son orifice, s'épuise sous
une trop grande masse d'eau, qu'il lui faut traverser, et arrive à peine à la surface. Le grillage en fer
qui entoure le bassin, laisse passer, à travers ses larges mailles, les nuages de poussière que le vent
amène et qui enlèvent à l'eau une partie de sa lim-
pidité. Il y a aussi une incommodité fâcheuse, dans
les quatre marches qu'il faut gravir, pour arriver à
la buvette, et qui sont trop étroites. A notre avis, il
faut que l'abord d'une fontaine soit rendu facile,
pour les buveurs que l'âge ou la maladie empêchent
de marcher librement ; il faut aussi que l'eau soit
puisée en plein jet et sans qu'elle ait rien perdu de
sa pureté, et pour cela, il est plus essentiel encore de
placer les sources à l'abri de l'air et des coups de
vent, qu'à l'abri de la lumière. Il convient d'ajouter,
du reste, que l'administration, avertie et préoc-
cupée de ces divers inconvénients, songe aux moyens
de placer la fontaine de l'*Hôpital* dans de meilleures
conditions. Mais elle y songe depuis bien longtemps !

Le rendement de la source de l'*Hôpital* a toujours
été irrégulier et très-inconstant, dans les différents
jaugeages auxquels il a été soumis. Il a donné successivement à M. l'ingénieur François, 41,000,
69,000 et jusqu'à 73,000 litres. En moyenne on

2.

peut l'évaluer à 60,000 litres par vingt-quatre heures. La température de l'eau oscille entre 30° et 31°; nous l'avons trouvée en 1859, à 30°, 6.

La source n'a qu'un régime ; mais elle fournit à deux services, celui de la buvette et celui de l'établissement hospitalier. On sait que le petit établissement balnéaire, dit de l'*Hôpital*, est situé à côté de l'hôpital civil, qui lui a donné son nom. Il renferme environ une trentaine de baignoires. C'est là qu'on trouve la seule piscine qui existe encore à Vichy (1). Elle est alimentée par l'eau de la source. A cet effet, du fond du bassin de la fontaine, partent des tuyaux souterrains, qui communiquent avec les baignoires et les salles de douches de l'établissement. Les bains de l'*Hôpital* sont très-recherchés par un grand nombre de malades. Les femmes surtout les apprécient beaucoup, et la piscine leur est exclusivement réservée. On s'accorde à les trouver plus doux que ceux du *Puits-Carré ;* mais il est possible qu'il n'y ait dans ce fait, qu'un préjugé vulgarisé et passé à l'état de croyance. Nous nous bornons à le constater.

Ceci nous amène à dire quelques mots des bains de piscine, que la *Société d'hydrologie* a jadis préconisés, mais seulement au point de vue de l'assistance publique. On ne peut nier, en effet, qu'ils n'apportent dans ce service, une grande économie d'eau, de temps et de personnel, et qu'ils n'ouvrent consé-

(1) Il y en a maintenant une autre, dans le Grand Etablissement, et ce n'est certes pas une amélioration.

quemment la porte à un plus grand nombre de malades. Mais lorsque, s'appuyant sur ces considérations et sur d'autres, celles, par exemple, de donner aux malades la facilité de prendre des bains prolongés et de s'y livrer à l'exercice, on demande avec instance la construction à Vichy de piscines nouvelles, il est certainement permis de concevoir des doutes, tant sur la bonté du moyen que sur la nécessité et les avantages du but, qu'on veut atteindre. Tous nos confrères de Vichy, nous le savons, ne partagent pas à ce sujet notre manière de voir ; mais, si personnelle et si isolée qu'elle soit, elle nous paraît bonne. et nous n'hésitons pas à la produire.

Il est à remarquer, d'abord, qu'un grand bassin de natation, utile peut-être dans quelques établissements d'eaux salines ou sulfureuses, resterait inactif à Vichy, où la nature des affections qu'on y traite ne permet pas aux malades d'en faire usage. Il faudrait donc s'en tenir aux piscines, telles qu'on les construit ordinairement : un bassin circulaire, de grandeur moyenne, garni à l'intérieur d'une marche à hauteur de siége, sur laquelle les malades viennent se mêler et s'asseoir en rond. Mais par cela même, leur faculté d'exercice nous semble réduite à bien peu de chose, et la plus grande différence, entre le bain de piscine et le bain ordinaire, n'est plus qu'une différence de position, assise ou demi-verticale, au lieu d'être horizontale.

Il est vrai que les malades peuvent se lever, se

tenir debout dans la piscine, admettons même qu'ils puissent marcher, s'ils le veulent ; la vérité est qu'ils n'usent pas de ces bénéfices, auxquels se lient d'ailleurs tant d'inconvénients! le contact de personnes qui déplaisent, pour ne pas dire plus ; la contrainte morale, le froissement de cette pudeur particulière, que donne toujours la maladie, et, chose plus grave, une température de bain qui ne peut convenir à tous les baigneurs. Aussi les malades emploient-ils habituellement leur temps, à se plaindre et à souffrir, les uns de ce que l'eau est trop chaude, les autres de ce qu'elle ne l'est pas assez.

Ici une phrase, dans une édition antérieure, avait le tort de signaler un fait trop vrai et soulevé les réclamations des malades, qui fréquentent la piscine. Nous l'avons supprimée. Nous la supprimons encore, mais les baigneuses, de leur côté, avaient promis d'être réservées, disant qu'elles *ne le feraient plus*...— Et elles *le font* encore, malgré le règlement qui leur ordonne de sortir, à chaque fois que le besoin se renouvelle . . . .

Sans doute notre système balnéaire est étroit, mesquin et désavantageux ; mais au lieu de chercher à l'améliorer, par la construction de piscines, ne vaudrait-il pas mieux commencer par la réforme de la baignoire elle-même ? D'autant que la presque totalité des malades use des bains privés et les préfère, et qu'il serait facile de rendre les baignoires plus commodes en général, et de les approprier même à l'hygiène de position, que commandent certaines maladies.

A Vichy, par exemple, les personnes qu'on envoie de préférence à la piscine et qui s'y laissent conduire, sont des femmes atteintes d'une affection de l'utérus : or, il est permis de se demander quel avantage il peut y avoir pour elles, à être assises ou debout, et à faire de l'exercice en se baignant, et quel agrément elles peuvent trouver à se baigner, chacune dans l'eau de sa voisine! Quant à l'utilité des bains prolongés, c'est une question, croyons-nous, qui mérite d'être étudiée encore, avant d'être résolue.

En principe, il nous semble qu'on oublie un peu trop, que la faculté d'absorption du corps a des limites maximum, qui se trouvent atteintes, en général, au bout d'une heure, au delà de laquelle, sauf quelques exceptions, le bain n'est plus qu'une cause de fatigue et d'affaiblissement. Pour nous, nous ne regrettions pas la piscine, qui existait jadis dans le grand établissement et qui avait été comblée dans ces dernières années. — Pourquoi l'a-t-on réinstallée? — Et nous la regrettions d'autant moins, que nous avons vu, à celle de l'*Hôpital*, des femmes malades, faibles et chétives, séjourner tous les jours pendant trois, quatre et cinq heures dans l'eau. Les effets immédiats d'une telle médication paraissent quelquefois bons, mais c'est le résultat définitif qu'il faudrait connaître, et avoir le courage de publier.

L'eau de la source de l'*Hôpital,* prise en boisson,
a la réputation, aussi bien qu'en bain, d'être très-
douce, et les malades la boivent avec plaisir. Elle
est, en effet, une des moins excitantes de Vichy, et
on peut la placer entre la source *Chomel* et celle de
la *Grande-Grille.* Son goût demi-tiède n'a rien de
désagréable, et elle ne développe après elle, ni excitation nauséeuse ni chaleur d'estomac. Quelquefois
son ingestion est suivie d'une sensation d'ivresse
passagère, que l'on trouve d'ailleurs dans toutes les
eaux de Vichy. Cependant l'eau de l'*Hôpital* n'est
pas toujours digérée avec facilité, et on rencontre
un assez grand nombre de malades, qui ne peuvent
pas la supporter. Dans ce cas, elle provoque des
pesanteurs épigastriques, des borborygmes et de la
diarrhée, et cela peut rendre compte de l'opinion
des anciens médecins, qui la considéraient comme
la plus *purgative* des eaux de Vichy.

On a attribué cette difficulté de digestion, à la
quantité un peu plus grande de matière organique,
que contient cette source ; d'autre part on a dit aussi,
que cette prédominance de matière organique lui
donnait des propriétés balsamiques particulières ;
mais, en fin de compte, la quantité même de cette
matière n'a jamais pu être appréciée, de façon qu'il
est assez difficile de savoir à quoi s'en tenir.

La théorie de l'excitation, qui joue un grand rôle
à Vichy, explique le fait en disant, que l'eau de
l'*Hôpital* ne stimule pas assez l'estomac ; d'autres
théories, au contraire, lui reconnaissent des pro-

priétés digestives très-remarquables, et la recommandent après le repas en guise de café : tout cela est possible ; mais dans notre observation personnelle, il nous a presque toujours suffi de diminuer la *dose* de l'eau, pour la rendre supportable, et nous sommes porté à n'attribuer les cas assez nombreux d'intolérance, qu'on rencontre à la source de l'*Hôpital*, qu'à la grande quantité d'eau prescrite et ingérée et au mauvais état des voies digestives, que présentent d'ordinaire, les malades qui la fréquentent.

Presque tous ces malades ont la muqueuse gastro-intestinale très-irritée, très-impressionnable surtout, et plus ou moins altérée par de longues souffrances. C'est là qu'on envoie les affections propres de l'appareil digestif, les dyspepsies, les gastralgies, les gastrites et les gastro-entérites chroniques, les diarhées rebelles et les dyssenteries, toutes maladies qui, agissant sur la nutrition, amènent à leur suite l'affaiblissement progressif des forces, l'exaltation ou la diminution de la sensibilité, une détérioration profonde de l'organisme et tous les symptômes de dépérissement.

Dans ces cas divers, l'eau de l'*Hôpital* est particulièrement indiquée, à cause de ces qualités anodines et peu stimulantes, et possède une efficacité incontestable. Nous l'avons vue, en quelques jours, supprimer des diarrhées très-anciennes, et rétablir d'une manière durable, les fonctions intestinales. Elle est surtout très-salutaire contre la dyspepsie, dont on voit assez ordinairement, les divers symptômes disparaître pendant la cure, et faire place à l'activité et à l'intégrité des digestions. Mais, par le fait même de l'action directe que l'eau minérale exerce, dans ces circonstances, sur des organes malades, il est essentiel d'en surveiller attentivement les effets et de ne la donner qu'à de *très-faibles doses*.

Le régime de l'*Hôpital* convient parfaitement aux gens de lettres, chez lesquels les excès de travail occasionnent fréquemment des troubles dans les fonctions digestives. Il faut y soumettre aussi les femmes et les jeunes gens du monde qui, par l'excès des plaisirs, arrivent aux mêmes résultats. Malheureusement, dans ce cas, on ne peut guère que guérir la maladie, sans supprimer la cause, et la plupart de ces malades ne reprennent des forces, que pour recommencer de plus belle, à en abuser. Eternels clients!... — Nous pourrions en dire autant d'un très-grand nombre de buveurs, qui doivent à leurs habitudes irrégulières le principe et le développement de leurs maux, et qui paraissent ne pas comprendre, que les eaux peuvent certainement calmer leurs souffrances, mais qu'on ne guérit pas d'une maladie chronique, sans une hygiène persévérante et bien ordonnée.

Les femmes atteintes de tumeurs, d'engorgements, de catarrhes ou d'une autre affection de l'utérus, commencent toutes leur traitement et très-souvent le terminent par l'eau de l'*Hôpital*, dont la spécialité d'action est encore ici généralement

admise. Elle est d'ailleurs facile à comprendre, en
ce sens que les maladies de matrice s'accompagnent
presque toujours de dérangements plus ou moins
graves de l'estomac et des intestins, et d'une alté-
ration marquée dans la santé générale. Aussi voit-
on le plus ordinairement chez ces malades, l'amélioration commencer par le rétablissement des
fonctions digestives et le retour graduel des forces.
Quant aux symptômes propres à la maladie, ils sont
plus lents à disparaître, et ne cèdent, quand ils
cèdent, qu'à l'action combinée de tous les éléments
de la médication thermale et aux soins prolongés,
qui doivent la favoriser et en assurer les bons effets.
Dans toutes ces affections, le temps aide beaucoup
le traitement thermal. Il se produit souvent des
améliorations promptes, mais ce n'est jamais
qu'après deux ou trois saisons, que les malades
peuvent espérer une guérison durable.

SOURCE DES CÉLESTINS

La source des *Célestins* est l'objet d'une erreur
genérale, sur laquelle nous avons déjà appelé l'attention, et que nous croyons devoir, d'abord, rec-
tifier. Nous voulons parler de la quantité d'acide
carbonique qu'elle renferme, et qui passe, bien à
tort, pour être de beaucoup supérieure à celle des
autres sources. Il n'y a pas un buveur à Vichy, qui

ne partage cette croyance, basée en principe, sur le goût piquant et vif que donne l'eau des *Célestins*, mais sanctionnée, il faut le dire, par quelques-uns de nos confrères, qui ont accepté le fait, sans prendre la peine de le vérifier, et qui l'ont propagé, de la voix et de la plume. Ainsi M. le docteur Barthez a reproduit, en propres termes, dans son livre (1) l'explication du public : « L'eau de la source des » *Célestins*, dit-il, est la plus chargée de toutes, en » acide carbonique. »

Il y a ici, nous le répétons, une erreur de goût ; mais celle-là peut et doit se discuter. C'est-à-dire que si l'eau des *Célestins* a une saveur plus piquante, c'est uniquement parce qu'elle est froide, en opposition avec les autres sources naturelles, qui sont toutes thermales.

L'analyse chimique prouve, du reste, formellement la contre-vérité de la première assertion. Non-seulement la source de *Célestins* n'est pas la plus chargée en acide carbonique, mais parmi les sources naturelles, qui toutes en contiennent moins que les sources artificielles, elle n'arrive que la quatrième dans l'ordre des proportions, ce qui, en réunissant toutes les sources, la renvoie à la neuvième place. Après elle viennent seulement la *Grande-Grille*, le *Puits Carré* et le *Puits Chomel*. Et, mieux que cela encore, elle ne possède pas même la quantité d'acide carbonique qu'elle devrait avoir, en vertu

(1) *Guide pratique aux Eaux de Vichy.*

de la loi générale, qui en accorde davantage aux sources froides. C'est ainsi, qu'avec une température de 14 degrés, elle est inférieure, pour la contenance du gaz, à la source de l'*Hôpital*, qui a 30 degrés.

En réunissant ces diverses particularités, que démontrent parfaitement les tableaux analytiques, nous pouvons noter que la source des *Célestins* se présente, comme une exception permanente, au régime général des sources de Vichy.

Source naturelle, elle devrait être thermale, et elle est froide.

Source froide, elle devrait contenir beaucoup d'acide carbonique, et elle n'en possède qu'une quantité relativement très-faible.

La source des *Célestins* doit son nom à un couvent de Célestins, qui existait jadis en cet endroit, et dont on voit encore quelques pans de murs ébréchés. Elle est située derrière le vieux Vichy, sur les bords de l'Allier, et à l'extrémité d'un enclos, qui porte aussi le nom du couvent dont il dépendait. En ce temps-là, l'eau des *Célestins* et toutes les eaux de Vichy étaient, en quelque façon, la propriété exclusive des religieux du monastère. Ils avaient le monopole de leur vente, et ils en tiraient d'assez gros bénéfices; mais comme entre leurs mains, les eaux menaçaient de devenir un peu trop miraculeuses, la charge d'Intendant fut instituée par Henri IV, dans le but de les préserver et de remédier en même temps à d'autres abus.

Lassonne raconte que, dans le dernier siècle, l'Allier passait tout près des bords de la source et l'inondait périodiquement, à l'époque des grandes crues. Aujourd'hui les dispositions ne sont plus les mêmes : l'Allier a été détourné de son cours et refoulé à une distance convenable ; on a creusé et abaissé son fond, et un large quai, pratiqué sur son ancien lit, met la source à l'abri de ses atteintes. Elle a néanmoins encore été envahie, dans ces dernières années, et submergée pendant plusieurs jours, en pleine saison thermale, lors des grandes inondations qui ont ravagé la France ; mais en temps ordinaire, cet accident n'est plus à redouter. La présence de Napoléon III à Vichy, en imprimant une activité définitive à de nouveaux travaux d'endiguement, a donné à la source des conditions absolues de sécurité. l'Allier, refoulé à une distance encore plus grande, et bien encaissé désormais, dans un lit unique, coule régulièremeut et sans écarts possibles. Un parc à l'anglaise, habilement dessiné et planté sur les terrassements mêmes de la nouvelle digue, met du reste, la source, à l'abri de ses emportements.

La source des *Célestins* jaillit directement du sein d'une roche, énorme masse d'aragonite, qu'elle a lentement formée elle-même, par ses dépots successifs. Un large bassin carré, taillé dans la pierre, reçoit les eaux à leur sortie, et un système de pompe les amène ensuite, à la hauteur du sol. A quelques pas de la source, on a construit une rotonde rustique, qui communique avec la buvette, par une galerie couverte. et tout près de là, un pavillon, où l'on peut causer, jouer au billard et lire. les journaux.

Un petit jardin, situé devant la source et au pied
même du rocher, qui la menace perpendiculairement et de haut, permet aux buveurs de se pro-
mener. — Je laisse à la génération qui nous suivra,
le soin de raconter les merveilleux ombrages du
parc, qui masque aujourd'hui la vue de la rivière et
qui, en se prolongeant, forme autour de Vichy, une
demi-ceinture. Il faut donner aux arbrisseaux le
temps de pousser et ceux-là, il faut en convenir,
ne poussent pas vite... — Devant soi on a (on avait!)
l'Allier et un paysage auquel rien ne manque; des
pêcheurs à la ligne, des laveuses, du linge blanc,
des paysans qui travaillent, des champs labourés,
des prairies, des vaches et de grandes montagnes
au fond. — Les pêcheurs à la ligne, les laveuses et
le linge blanc ont disparu, mais les grandes montagnes du fond restent et cela suffit, pour que l'endroit conserve son caractère à la fois agréable et
pittoresque. Aussi les buveurs en ont-ils fait un
rendez-vous de prédilection.

Dès le matin, on voit arriver ceux qui suivent le
régime de la source. Ils boivent d'abord un grand
verre d'eau, — vieille coutume — puis ils s'instal-
lent sous la rotonde, allument un cigare, et la conversation commence; conversation en plein vent,
libre, cruelle parfois, comme celle des enfants et des
malades; c'est la chronique locale, indiscrète et
ironique, et comme Guy-Patin disait des goutteux :
Quand ils ne souffrent pas, ils sont à craindre!...
Le soir, les buveurs de toutes catégories s'achemi-
nent vers les Célestins, dans un but de promenade

et de distraction. Ils envahissent les baraques des marchands étalagistes, qui bordent la route, et se livrent surtout au jeu de la toupie hollandaise, dont on entend, sur toute la ligne, les ronflements interminables.

On sait que la source des *Célestins* a contribué, plus qu'aucune autre, à faire la renommée des eaux de Vichy. C'est autour de sa buvette qu'on a défendu jadis, avec une passion incroyable et une soif de démon, certaines théories médicales, sur la guérison de la goutte et de la pierre ; assauts déplorables, où les combattants jouaient leur vie, comme M. Jourdain faisait de la prose, et dont la plupart ont payé chèrement les suites. C'était l'époque où un grand nombre de buveurs, désespérant de pouvoir calculer de mémoire, la quantité d'eau qu'ils ingéraient dans la journée, avaient l'habitude de mettre dans leurs poches, après chaque verre, un petit caillou commémoratif. Aujourd'hui cette fièvre est plus calme, quoiqu'il reste encore à Vichy, beaucoup de malades imprudents ou mal conseillés ; mais la réputation des Célestins s'est conservée entière : elle vivra même plus longtemps que la source, qui s'épuise de jour en jour et menace de disparaître.

Le rendement de la source des *Célestins*, comparé à ceux des autres sources de Vichy, est insignifiant. En 1820, il était de 500 litres par vingt-quatre heures ; plus tard, en 1843, il était descendu à 350. Des travaux exécutés à cette époque, avec beaucoup d'art et d'habileté, par M. l'ingénieur François, le reportèrent à son ancien chiffre ; mais depuis, il a encore diminué et diminue progressivement, jusqu'à 300, 200 et 150 litres. Parfois même, en été, pendant les grandes chaleurs, la source n'a plus de débit et se trouve fermée, pour les buveurs de l'après-midi.

Son jet est en tout temps, d'une lenteur extrême et a de la peine à se produire, à travers un orifice embarrassé : circonstance fâcheuse qui, en favorisant les dépôts d'incrustations, obstrue davantage l'ouverture et s'oppose de plus en plus, au libre écoulement de l'eau. Et malheureusement la situation de la source, au sein de la roche, ne permet plus de porter remède à cet état de choses, par la crainte même qu'il y aurait, de voir son orifice se fermer tout à fait, à la suite du plus petit dérangement. La source des *Célestins* est condamnée à s'éteindre lentement, et se serait là certainement, un fait regrettable, si la nouvelle source, découverte récemment, n'était venue fort heureusement, pour la remplacer.

Depuis déjà quelques années, M. Pigeon, ingénieur en chef des départements du centre, sollicitait de la Compagnie fermière, les moyens de parer au tarissement de la source, lorsque, en 1869, de concert avec l'Etat, les travaux furent entrepris à cet effet. L'idée de M. Pigeon était d'attaquer le rocher des Célestins, de le traverser du haut en bas et d'arriver ensuite, à travers les terrains sous-jacents, par une galerie souterraine, jusqu'à la cheminée de la source. Il supposait, non sans raison, qu'un sondage de six à huit mètres suffirait, pour mesurer l'épaisseur de la masse d'aragonite.

En conséquence, une tranchée, à fleur de sol, de trois mètres sur deux mètres environ, fut dessinée à dix pas de la source, et M. Jourdan, garde-mines du département et ingénieur distingué, fit jouer la pioche et la poudre. Les ouvriers creusèrent ainsi une large fosse, et pénétraient de plus en plus en avant, lorsque, à quatre mètres de profondeur, une nappe d'eau jaillit subitement, amenant avec elle, un dégagement considérable de gaz acide carbonique. C'était la source des *Célestins* qui, obstruée à son orifice, s'épanchait souterrainement, à travers les fissures du rocher et venait de se faire jour, par l'issue qu'on lui ouvrait.

La question néanmoins fut débattue, et on affirmait que la prétendue source, n'était qu'une poche qui se vidait...

Mais l'eau nouvelle avait les qualités physiques et chimiques de l'ancienne. Elle en avait le goût, la saveur et la fraîcheur. Son débit, non interrompu depuis, est encore aujourd'hui de plusieurs mille litres, dans les vingt-quatre heures. On l'a abritée, sous une veranda en fer ouvragé; un système de pompe, pareil à celui de la source *Chomel*, amène ses eaux à la portée des buveurs, de telle sorte que, si elle n'est pas la source même des *Célestins*, toujours est-il qu'elle est venue fort à propos, pour prendre, sans désavantage, sa survivance et son nom.

La température de l'eau primitive des *Célestins*, naturellement basse, est encore diminuée, par la lenteur de son jet. Nous l'avons dit, plus le jet d'une source est rapide, moins l'eau a le temps de refroidir, et plus elle est chaude. Cette température est, en même temps, très-irrégulière, au point de varier, dans les expériences de M. François, entre 8 et 22° centigrades. Ces différences s'expliquent d'ailleurs dans une certaine mesure, et tiennent, en partie, au séjour plus ou moins prolongé de l'eau, dans le bassin qui la reçoit. M. Bouquet, de son côté, a trouvé 14 degrés ; c'est le chiffre que nous avons donné et qui nous paraît être celui de sa température normale. Là, d'ailleurs, est la cause à peu près unique des diverses qualités, qui distinguent l'eau des *Célestins*. Étant froide, elle est d'autant plus sapide, que la chaleur de l'air est plus grande, l'acide carbonique se dégage moins facilement et avec de petits éclats; l'eau est pétillante, très-agréable au goût et très-appréciée par les buveurs.

Et nous pourrions dire : A quoi tiennent les destinées des théories médicales !... Si M. Petit eût transporté sa méthode de boire à outrance, pour le traitement de la goutte, à toute autre source qu'à celle des *Célestins*, il est probable qu'elle n'aurait pas eu tant de succès, et que les buveurs, dégoûtés, auraient montré pour elle, moins d'ardeur et plus de tempérance.

Les personnes qui fréquentent spécialement la source des *Célestins*, en dehors des goutteux, sont

celles atteintes de gravelle, de coliques néphrétiques et d'affections chroniques des voies urinaires.
En général, chez ces malades, les voies digestives
sont en parfait état de conservation, et la plupart,
les goutteux et les graveleux surtout, digèrent l'eau
sans peine. et à des doses vraiment énormes. Cependant l'eau des *Célestins* est fortement stimulante, et sa température inférieure contribue, pour
une bonne part, à la rendre telle, de façon que, pour
peu qu'il y ait de susceptibilité dans les organes
digestifs ou dans la nature des malades, son emploi
devient difficile et même dangereux.

Elle a surtout pour effet, de provoquer facilement des symptômes de congestion vers la tête,
avec céphalagie, étourdissements, battements des
tempes et troubles de la vue. Il faut se mettre en
garde contre ces accidents encéphaliques, qui se
présentent assez souvent, avec un caractère de sérieuse gravité.

Un autre effet plus constant de l'eau des *Célestins*
et plus marqué que le précédent, c'est d'agir directement, sur les organes urinaires et de tendre à les
exciter. Aussi, si dans les cas de goutte ou de gravelle légère et atonique, on peut sans inconvénient,
pourvu que l'état de la constitution ne présente pas
de contre-indication, pourvu surtout qu'on la
boive à petites doses, l'administrer dès le début
du traitement, il n'en est plus de même dans les
affections propres des reins et de la vessie. On
risquerait de voir se réveiller tous les symptômes

d'acuité, avec exaspération dans les douleurs et dans la marche de la maladie.

Sur douze malades atteints de catarrhe de la vessie, que nous avons traités à l'hôpital militaire de Vichy, en 1859, aucun n'a pu supporter l'eau des *Célestins* dès le début. Tous nous ont présenté des accidents de réveil : douleurs vives du col, cuisson en urinant, urines purulentes ou sanguinolentes, qui nous ont forcé de recourir, pendant un temps plus ou moins long, à l'eau de l'*Hôpital* ou de la *Grande-Grille*. Cinq malades, affectés de néphrite calculeuse, ont éprouvé une exaspération analogue des divers symptômes. — Chez trois malades, en ville, ayant la gravelle, nous avons vu survenir des douleurs lombaires, avec accidents de néphrite et diarrhée; chez un autre, qui avait eu, deux ans auparavant, un accès de colique néphrétique, suivi de l'émission d'un calcul, l'accès a menacé de se reproduire, et n'a été éloigné, que par la suspension momentanée du traitement. C'est ici le cas de rappeler les sérieuses paroles de Prunelle : « L'eau des « *Célestins*, fait souvent disparaître les coliques « néphrétiques ; mais plus souvent elle les réveille.» — Et toute notre pratique, le résultat de toutes nos observations nous amènent annuellement, à confirmer la justesse de cet arrêt.

Il est donc très-important, sans penser à nier l'action salutaire de l'eau des *Célestins*, d'en surveiller attentivement les effets, et de ne la prescrire qu'avec une grande réserve. Notons aussi que les divers accidents dont nous venons de parler, et qui lui sont propres, cessent d'ordinaire, quand on arrête son emploi, ou ne se produisent pas, si on a eu le soin de préparer le malade, par l'usage antérieur d'une source moins excitante. La *Grande-Grille* ou l'eau de l'*Hôpital* sont de nature à remplir parfaitement cette dernière condition, et nous ne craignons pas de poser, comme une règle d'une bonne pratique, de toujours commencer par l'une de ces sources, le traitement des maladies de l'appareil urinaire.

Dans tous les cas, du reste, l'eau des *Célestins*, en raison de ses propriétés stimulantes et énergiques, doit être prescrite en quantité très-modérée. C'est encore là le meilleur moyen d'assurer son efficacité, en prévenant tout accident. — Chose singulière, que de toutes les sources de Vichy, celle qui veut être prise avec le plus de précaution et aux doses les plus faibles, soit précisément celle, dont on a tant abusé et dont on abuse le plus encore ! C'est une erreur fâcheuse, dont on s'aperçoit souvent pas les dangers immédiats, mais qui, par la suite, se règle toujours au détriment des malades. L'expérience a prouvé, depuis longtemps, cette vérité, sur laquelle il est bon d'appeler les sérieuses réflexions des buveurs.

NOUVELLE SOURCE DES CÉLESTINS

La source actuellement dite, *Nouvelle des Célestins* est la troisième qui ait déjà porté ce nom et celle qui définitivement, paraît devoir le conserver. La première fut découverte, il y a une vingtaine d'années, à 15 mètres environ de l'ancienne, et saluée et entourée de soins particuliers à son apparition. Elle fut jaugée et analysée, et c'est à elle que se rapportent les résultats chimiques, qui figurent dans les tableaux de M. Bouquet.

Mais on s'aperçut bientôt, que ce que l'on avait pris pour une source, paraissait n'être que le résultat d'une infiltration, répandue sur une large surface, et qui ne tarda pas, en effet, à se faire jour dans un autre point, par une masse d'eau beaucoup plus considérable. Ce fut la seconde *Nouvelle des Célestins*, dont les travaux d'aménagement furent confiés à M. l'ingénieur Pigeon. — Et voilà toute trouvée l'origine de l'idée de *poche*, opposée aux travaux et à la découverte de 1869.

Le premier soin de M. Pigeon fut de poursuivre résolûment l'infiltration, et de ne s'arrêter que lorsqu'il aurait découvert la véritable origine de la source. Il la découvrit en effet, au mois d'avril 1858. Depuis, il a dépensé pour elle sa sollicitude et son talent ; il l'a mise dans une espèce de sanctuaire, au fond d'une grotte artificielle, qui est une merveille de goût et de hardiesse : mais, comme on a autant de droit à l'injustice des hommes, quand on découvre une source, que lorsqu'on découvre un monde, M. Pigeon reste le Christophe Colomb de la troisième *Nouvelle des Célestins*.

Elle est située sur le même emplacement que l'ancienne source, dans le même petit jardin anglais, et elle jaillit directement du même rocher. L'eau, que l'on voit sourdre au niveau du sol, est reçue dans une petite conque, qu'on lui a taillée dans la pierre, et s'échappe ensuite par des conduits souterrains. On arrive à la buvette, à travers un large vestibule, qui s'incline légèrement et paraît s'agrandir, à la faveur d'un jour à demi voilé. Sur le devant de la grotte, l'architecte du Gouvernement, a fait construire un corps de bâtiment, en forme de portique, percé de grandes arcades vitrées, qui s'harmonise médiocrement avec le site extérieur. La couleur bleue des verres, surtout, nous paraît défectueuse, encore qu'on l'ait choisie, pour augmenter, en l'assombrissant, la profondeur de la grotte. « A l'extérieur, elle est disgracieuse, disait un goutteux, comme des lunettes bleues sur une face humaine. » Nous ajoutons, avec plus de sérieux, qu'à l'intérieur, elle pèse sur la tête des buveurs et leur donne le vertige. Sur tous les autres points, il faut rendre justice à l'administration, qui n'a rien négligé, pour placer la source dans les meilleures conditions de convenance et d'agrément, et la rendre digne de l'emplacement qu'elle occupe.

Nous avons peu de chose à dire sur l'eau de la

nouvelle source, qui n'a pas encore été analysée.
Son rendement, d'après les renseignements que nous
devons à M. Pigeon, paraît être de 7,000 litres environ par jour. Quant à son usage, il semble destiné à remplacer celui de l'ancienne source. Cependant il ne faut pas croire que les propriétés physiques
et la composition chimique de l'eau nouvelle soient
égales à celles de l'ancienne. Elle lui ressemble,
sans doute, mais comme toutes les eaux de Vichy
se ressemblent entre elles, sauf pourtant qu'elle jaillit
du même rocher; et voilà certainement la meilleure
raison de l'analogie, qu'on a voulu lui prêter. Les
anciens buveurs, du reste, ne s'y sont pas trompés,
et depuis cinq ans que la fontaine est ouverte, tous
sont restés fidèles à la première buvette, dont l'eau
plus agréable, plus fraîche et sans arrière-saveur
d'encre, désaltère beaucoup mieux. Nous constatons
le fait, sans toutefois l'approuver.

L'eau de la *Nouvelle source des Célestins* nous a
paru, au contraire, avoir sur celle de l'ancienne, l'a-
vantage d'être beaucoup moins excitante. Nous ne
lui avons pas reconnu une action aussi énergique
sur les organes urinaires, ni cette tendance à provoquer des mouvements encéphaliques, que nous
signalions tout à l'heure, comme un motif de grande
prudence. On peut, croyons-nous, la prescrire plus
facilement au début du traitement. Elle est d'ailleurs très-légère, et les malades la digèrent bien; Sa
température est plus élevée que celle de l'ancienne,
et elle paraît aussi contenir plus de fer, à en juger
par l'enduit ocreux, qu'elle dépose sur les parois de

la fontaine. Mais nous n'indiquons ici que des approximations et des probabilités : c'est à l'analyse chimique à nous donner la véritable composition de l'eau nouvelle, et à l'expérience clinique de nous fixer, sur ses propriétés thérapeutiques particulières.

SOURCE LUCAS

La source *Lucas*, du nom d'un des derniers inspecteurs des eaux, prend quelquefois aussi le nom d'une autre source, dite des *Acacias*, qui existait jadis séparée d'elle et qui lui a été réunie. Elle est située en face de l'hôpital militaire, à 150 mètres environ, à l'est du grand établissement thermal. Son point d'émergence, unique maintenant, est profondément placé à 7 ou 8 mètres sous terre. Il faut descendre, pour le voir, à travers un escalier roide, dans un caveau sombre, où fonctionne un large système de pompes, lesquelles, prenant l'eau à sa sortie, la renvoient dans les réservoirs de l'établissement. Une autre pompe, plus petite, sert à élever l'eau perpendiculairement, pour les besoins de la buvette, à un mètre au-dessus du sol extérieur. Là elle jaillit, au moyen d'un robinet, dans une petite conque de pierre, d'où elle retombe, par un tuyau, dans le bassin primitif.

Avec cette disposition, la fontaine *Lucas* a une apparence plus que modeste. On a enfermé le petit corps de pompe, qui la représente, sous une espèce de guérite en bois, à peine grande pour la loger, et au fronton de laquelle le nom de la source est écrit à l'encre noire. Alentour, aucun abri ni lieu de repos pour le buveur, qui est obligé de boire son verre d'eau et de se sauver au plus vite, pour échapper aux ardeurs d'un soleil caniculaire. Il est vrai que cet aménagement, la guérite comprise, n'est que provisoire ; mais voilà bien peut-être son plus grand tort, parce qu'il a plus de chances de durer long-temps. — Il dure en effet... Soyons véridiques pourtant et mettons-nous au courant du jour. Depuis que ces lignes ont été écrites, un changement s'est produit et le provisoire a disparu. On a supprimé la guérite, on a remplacé la pompe et installé la buvette sous un pavillon convenable. Tout est donc pour le mieux. Les malades peuvent boire et contempler l'hôpital militaire !

Le rendement journalier de la source *Lucas* a présenté, suivant les époques, d'assez grandes irrégularités, et n'est pas le même, suivant qu'on le mesure au niveau du puits ou à l'orifice même de la source. En 1845, M. Dufresnoy, inspecteur général des mines, trouva, à ce dernier point, 81,720 litres et seulement 22,700 au niveau supérieur. Quelques jaugeages exécutés ensuite, mais peut-être mal exécutés, ont porté ce rendement à 200 et 300,000 litres. Actuellement, la source donne, à la limite d'aspiration des grandes pompes, 86,000 litres.

Cette grande quantité d'eau est employée, à peu près exclusivement, à alimenter les baignoires de l'établissement thermal. Par suite de dispositions récentes, la source *Lucas* fournit encore, concurremment avec le *Puits Carré*, au service de l'hôpital militaire, dont le système balnéaire vient d'être terminé.

L'eau de la source *Lucas* a, d'après M. Bouquet, une température de 29° centigrades. Elle nous a donné à nous 29°, 8. Elle possède une odeur caractéristique d'hydrogène sulfuré, qui, à certains jours surtout, devient très-sensible, mais qui s'évapore très promptement. Il suffit même de garder le verre à la main, pendant moins d'une demi-minute avant de la boire, pour que le goût n'en soit pas atteint. Sa saveur est légèrement fade, moins pourtant que celle des diverses sources thermales de Vichy, et cela tient sans doute, à la grande quantité d'acide carbonique qu'elle contient. Sous ce rapport, la source *Lucas* présente une exception, inverse de celle des *Célestins*.

En examinant les tableaux analytiques, on voit que ses proportions gazeuses sont supérieures, de plus de moitié, à celles des sources naturelles, et qu'elles atteignent, en les dépassant quelquefois, celles des sources froides et artificielles. C'est probablement à cette cause, qu'il faut attribuer l'action vive, qu'elle exerce sur la muqueuse gastrique, et la sensation de chaleur à l'épigastre, qu'elle développe chez certains malades. Mais si l'eau de la source *Lucas* se rapproche des sources artificielles, par la grande quantité d'acide carbonique, elle rentre dans la loi des sources naturelles, par l'abondance de ses principes minéralisateurs, double circonstance à laquelle elle doit d'être, à tous égards, la plus riche et, en quelque sorte, comme le prototype des eaux de Vichy.

Elle ne paraît pas, au point de vue thérapeutique, posséder aucune action spéciale, ou du moins, les essais tentés dans ce but, n'ont-ils pas été assez nombreux, pour permettre de lui en assigner. Nous croyons cependant qu'en raison même de sa richesse minérale et gazeuse, elle serait appelée à rendre beaucoup de services. Nous l'avons employée avec succès, dans quelques cas d'affections intestinales, où l'eau de l'*Hôpital* n'était pas tolérée, et particulièrement contre une dyspepsie avec diarrhée, suite d'une fièvre typhoïde, qui avait considérablement diminué les forces du malade. Elle a une aptitude remarquable à stimuler l'action digestive, sans provoquer ni douleurs de tête, ni vertiges. Aussi elle nous paraît très-indiquée, dans tous les cas où les premières voies sont, en quelque sorte, plus embarrassées que malades, chez les personnes particulièrement disposées à la sécrétion de la lymphe, et toutes les fois, qu'à une grande atonie des fonctions intestinales, se joignent le relâchement de l'organisme et un embompoint sans dureté.

Anciennement la source *Lucas* s'appelait crûment, à Vichy, la source des *Galeux*, et certaines expériences de Prunelle font croire que ce n'est pas sans motif, qu'on lui avait donné ce nom. On avait dû lui reconnaître, sinon la faculté de guérir la gale proprement dite, au moins une certaine action spéciale contre les maladies de la peau. Son odeur d'hydrogène sulfuré a peut-être été le point de départ de cette opinion, qui d'ailleurs n'a rien de déraisonnable, surtout si l'on considère les services signalés que la médication alcaline rend, tous les jours, contre ces mêmes affections. Il est vrai que l'expérience de nos confrères et nos propres observations ne la confirment pas absolument. Cependant nous devons dire que, chez quelques malades de l'hôpital militaire, atteints de dyspepsie, et qui présentaient en même temps, diverses éruptions cutanées, nous avons vu la peau se dépouiller d'une façon complète.

Un fait remarquable nous a été fourni, par un officier de marine, qui avait rapporté des colonies, en même temps qu'une gastralgie dyspeptique, une éruption confluente de papules plates, arrondies, rougeâtres, occupant toute l'étendue du tronc et ayant de très-près l'aspect de syphilides ; maladie très-commune, à ce qu'il paraît, dans les pays chauds, où elle a reçu le nom de *bourbouille*. A la fin du traitement thermal, l'éruption avait considérablement diminué, les papules s'étaient éteintes et la peau avait repris à peu près sa coloration normale. Notons encore qu'ayant fait personnellement usage de l'eau de *Lucas*, pendant une quinzaine de jours, nous lui avons reconnu une tendance remarquable à agir sur la peau, et à provoquer des sueurs abondantes.

En tenant compte de ces données et en considérant que les eaux de Vichy, en dehors de leur composition alcaline, contiennent encore une quantité notable d'arseniate de soude, nous ne sommes pas éloigné d'admettre, qu'il puisse y avoir quelque chose de vrai, dans l'opinion des anciens médecins. Parmi les maladies de la peau, il y en a beaucoup qui dépendent, plus ou moins directement, d'une affection intestinale ou de telle disposition vicieuse des voies digestives. C'est principalement dans ces cas, que l'eau de la source *Lucas* nous paraît devoir être utilement employée, et que l'expérience peut amener des résultats favorables.

SOURCE DE SAINT-YORRE

Nous plaçons ici les sources de *Saint-Yorre,* parce qu'elles sont naturelles; mais elles s'éloignent de toutes les conditions des anciennes sources de Vichy. Au contraire, elles se rapprochent absólument des sources artificielles, par leur température et leur composition.

Elles sont situéés à 6 ou 7 kilomètres de Vichy, près du village de Saint-Yorre, au bas d'une petite vallée qui descend, par une pente douce, sur la rive droite de l'Allier. L'endroit est charmant et pittoresque, et sert de but de promenade aux buveurs; malheureusement il est un peu trop éloigné pour que les malades puissent venir s'y installer et s'y soumettre régulièrement, au régime des sources.

Il y a à Saint-Yorre, la grande et la petite source, toutes les deux de composition égale, sauf une odeur très-sensible d'hydrogène sulfuré, qui distingue la dernière. La Grande Source, dont nous voulons seulement nous occuper, est la plus froide de toutes celles de Vichy. Sa température égale à peine 12° centigrades. Son rendement journalier n'a pas encore été fixé, mais ne paraît pas s'élever au-dessous de 7 à 8,000 litres. Elle jaillit à un mètre environ au-dessus du niveau du sol, dans un bassin circulaire, maçonné en forme de puits, où l'on puise l'eau à niveau du jet. Celle-ci a une saveur piquante et singulièrement agréable. Elle pétille dans la bouche comme une eau gazeuse, et l'on est forcé de ne la boire qu'à petites gorgées. Elle vous laisse ensuite un arrière-gout d'encre, indice de ses qualités ferrugineuses, qui d'ailleurs, se manifestent bien davantage, par le large dépôt rougeâtre, qui tapisse les parois du bassin et se répand autour de la source.

L'absence de buvette, ou pour mieux dire, la situation éloignée des sources de *Saint-Yorre*, n'a pas permis de déterminer directement leurs propriétés thérapeutiques spéciales; mais il est facile de suppléer à ce manque de faits, par l'analogie et on peut leur supposer une action au moins égale, sinon supérieure, à celle des sources *Lardy* et de *Mesdames*, dont nous parlerons tout à l'heure. Elles fournissent uniquement au service d'expédition de l'eau, et celle-ci n'est employée que transportée. Ses grandes proportions d'acide carbonique et sa température très-froide, qui s'oppose au dégagement de ce gaz, la rendent, d'ailleurs, merveilleusement propre à cet usage.

C'est l'idée que nous émettions, seul à Vichy, en 1860, et qui a été confirmée depuis, par M. A. Rotureau. « C'est elle, dit-il, qui est dans les meilleures conditions pour supporter le transport. »

Mise en bouteilles, hermétiquement fermées et placées à l'abri de la lumière, elle se conserve parfaitement et on lui retrouve, même après un temps assez long, ses qualités gazeuses et sa saveur vive et agréable.

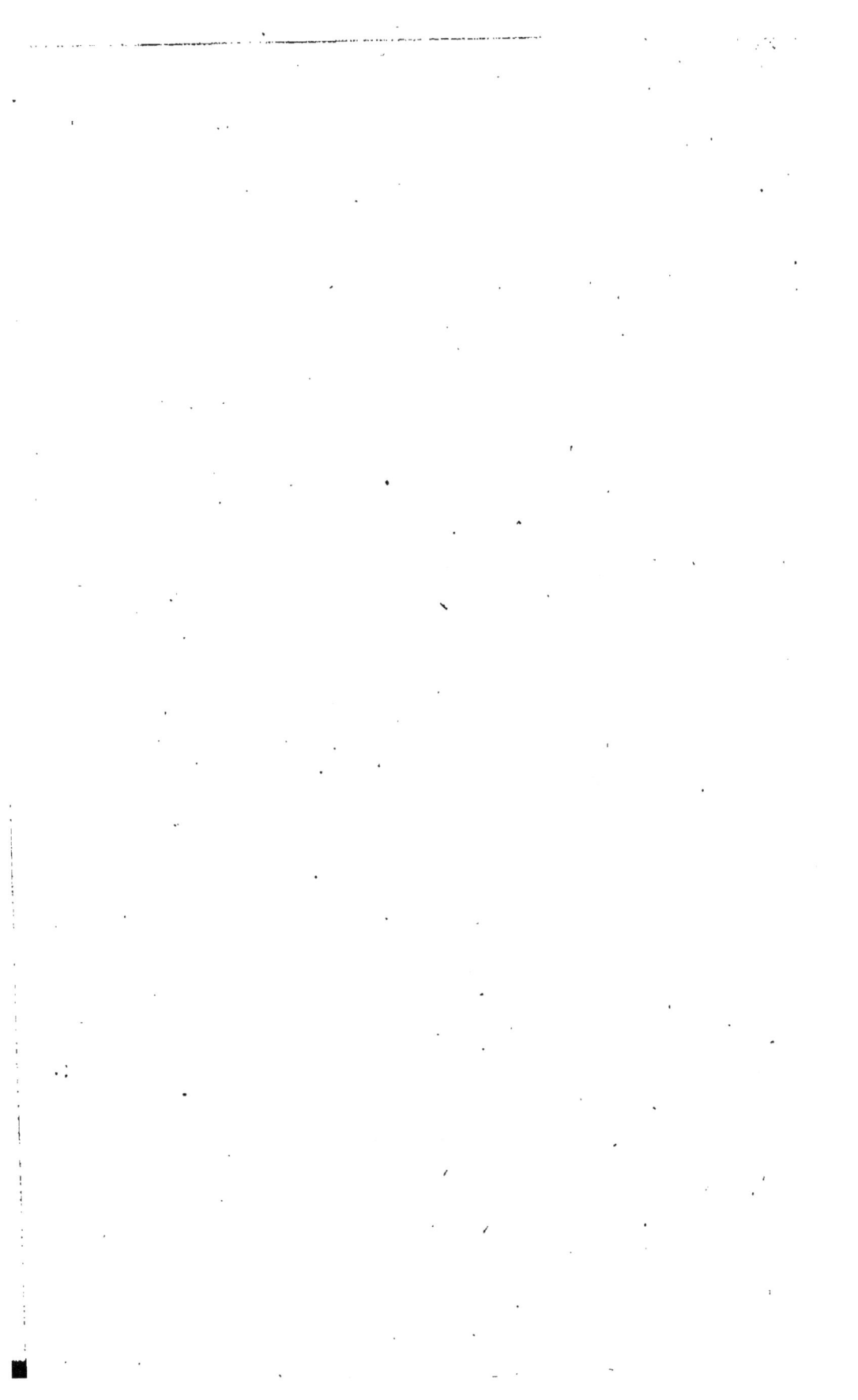

SOURCES ARTIFICIELLES

Rappelons brièvement les quelques propositions générales, que nous avons déjà consignées.

Les sources artificielles de Vichy ne possèdent qu'une thermalité relative.

Elles sont moins minéralisées et plus gazeuses que les sources naturelles.

Trois, parmi elles, se distinguent par une proportion plus grande de bicarbonate de protoxyde de fer, qui leur a valu le nom impropre de sources ferrugineuses.

Cette proportion ne dépasse pas, limite *maximum*, le chiffre de 0,027 par litre.

Toutes les sources artificielles sont récentes.

C'est en 1844 que le premier forage fut exécuté à Vichy, par MM. Brosson, et produisit le *Puits-Brosson*, aujourd'hui source du Parc.

SOURCE DU PARC

Le puits *Brosson*, placé en face et un peu sur la droite de l'établissement thermal, n'est distant du *Puits Carré*, que de 200 mètres environ. Il était situé d'abord sur un petit terrain contigu au *Parc*, et qui, depuis, lui a été réuni. en même temps que lui-même a pris le nom de *Source du Parc*.

Le forage qui lui a donné naissance, fut poussé jusqu'à une profondeur de 48 mètres. A ce point, la sonde fit jaillir une masse considérable d'eau, dont l'écoulement sembla se faire, dans les premiers temps, au préjudice du *Puits Carré*. De là vinrent des craintes exagérées peut-être, et des contestations plus ou moins fondées, s'élevèrent entre l'État et MM. Brosson.

Il est difficile, en effet, de comprendre comment une voie artésienne pourrait porter atteinte aux sources naturelles, quand on sait que celles-ci, au sortir de la roche primitive et dans tout leur trajet, à travers les terrains d'alluvion qui comblent le bassin de Vichy, laissent déposer des matières minérales, qui se concrètent autour d'elles et leur forment un tuyau complet d'isolement. Il faudrait pour cela, que la sonde rencontrât précisément cette cheminée protectrice ; mais de fait, après les travaux de captage, exécutés auprès du *Puits Carré*, quand on eut abaissé son point d'émergence et débarrassé son orifice des concrétions qui l'obstruaient, le rendement de cette source prit une extension plus considérable que jamais. D'autre part, le puits *Brosson*, qui avait coulé d'abord avec tant d'abondance, diminua progressivement son débit, puis présenta des intermittences plus ou moins longues, qui ont toujours continué et sont devenues son régime permanent.

Cette dernière circonstance a toujours rendu le jaugeage de la source très-difficile. Son rendement journalier, que M. Radoult avait porté à 66,000 litres, n'a été évalué qu'à 48,500 litres par M. François, et ce dernier chiffre paraît être le plus réel. Ses intermittences sont très-irrégulières, sans loi ni règles fixes, entre les temps d'écoulement et les temps d'arrêt. On l'a vue couler quelquefois, sans discontinuer, pendant vingt et vingt-cinq jours; d'autres fois aussi elle s'est arrêtée, pendant des périodes aussi longues. Cependant, d'après les observations et les calculs de M. Dufresnoy, l'intermittence normale présente, le plus ordinairement, une durée de quarante-cinq à cinquante-cinq minutes.

Tous les trois quarts d'heure ou toutes les heures, les jaillissements se manifestent, accompagnés de violentes détonations et précédés d'une émission considérable de gaz. L'eau monte ensuite et se précipite, par jets brusques et saccadés, et comme à la suite de soufflements réitérés. Pour les besoins de la buvette, on a établi une pompe qui la verse, par la gueule d'une longue couleuvre recourbée, dans une coquille en fonte, élevée d'un mètre et demi environ, au-dessus du sol. La fontaine, située sur la droite du parc, est placée sous un élégant pavillon entouré d'une barrière en forme de balustrade et porté par des colonnes de métal.

L'eau de la source du *Parc* est surtout employée pour le service des bains de l'établissement. Elle a une température de 22 à 23° centigrades, et elle se distingue, par un goût très-prononcé d'hydrogène sulfuré. Sa composition se rapproche beaucoup de celle des anciennes sources, dans l'enceinte desquelles elle a été trouvée, sauf pourtant une quantité beaucoup plus considérable d'acide carbonique libre qu'elle renferme. On ne lui assigne pas de propriétés thérapeutiques particulières, et peu de malades en font usage. Cependant, on voit venir à sa fontaine quelques personnes atteintes de paresse stomacale, ou d'affection atonique des intestins ; d'autres, dont les voies aériennes sont fatiguées ou plus ou moins endommagées, par suite d'irritations chroniques et de catarrhes, ou qui portent sur le corps diverses traces de maladies de la peau. Pour notre compte, nous l'avons plus souvent prescrite dans ces dernières années, et toujours avec des résultats avantageux. Nous croyons qu'il y a beaucoup à lui demander et beaucoup à attendre de ses bons effets et, sans hésitation aucune, nous reportons à la source du *Parc*, tout ce que nous avons dit, comme applications thérapeutiques, de la source *Lucas*, avec laquelle, d'ailleurs, elle a beaucoup d'analogie et presque une similitude parfaite de composition et de goût.

PUITS LARDY

Le puits *Lardy* est situé dans l'enclos de l'ancien couvent des Célestins, et doit à cette situation d'être nommé aussi, source de l'*Enclos des Célestins*. Il n'y a pas dans tout Vichy, un endroit plus agréable et mieux disposé que celui-là. Sur les hauteurs d'un rocher, un grand parc planté d'arbres de haute futaie et d'arbustes fleuris et odorants, avec de larges allées sablées, où les buveurs trouvent tout à la fois une promenade facile, un abri contre les ardeurs du soleil et une vue délicieuse. C'est une succursale du parc du grand établissement, mais moins bruyante, plus accidentée et plus favorable à l'isolement et à l'intimité. On y vient, dans la journée, se reposer à l'ombre des grands noyers, où on s'installe, près de la source, dans des kiosques disposés pour la lecture des livres et des journaux. Le soir, les allées se garnissent de chaises, sur lesquelles les buveurs respirent l'air frais et pur et causent, par petits groupes, « sous le ciel sans nuages ». Nous ne vantons pas l'Enclos des Célestins, seulement parce qu'on y trouve les plaisirs de la vue et le charme des sensations ; mais quand la nature dispose l'esprit au calme et à la sérénité, elle contribue bien plus efficacement, à ramener la santé du corps.

Ainsi passent pourtant les choses les plus belles et les plus utiles, et voilà un bel exemple de prose perdue! — Depuis que, pour la première fois, nous avons imprimé les lignes qui précèdent, le parc Lardy a disparu. On l'a coupé tout au centre par une large route empierrée, carrossable et bordée de murs blancs. La source d'un côté, seule, isolée; de l'autre, les arbres qui restent et qui versent l'ennui et leurs feuilles jaunies, sur les allées solitaires. Adieu donc le pittoresque et l'agrément! Et cela s'est fait sans utilité, sans nécessité, sans but, sauf peut-être le but, peu évangélique de déplaire à son prochain : vandalisme et absence de goût!...

Troisième phase :

Le parc des Célestins, aujourd'hui transformé en jardin peuplé de fleurs rares et d'arbustes utiles et précieux, est la plus ravissante pépinière qu'on puisse désirer.

Le puits *Lardy* est le plus pénétrant des puits artésiens de Vichy; il va jusqu'à 150 mètres, en centre de terre. De cette grande profondeur, les eaux ramènent une certaine quantité de sables et de graviers, que la force expansive de l'acide carbonique et de la vapeur d'eau soulève et chasse devant elle. L'eau monte, par un tuyau d'ascension et se déverse, au moyen d'un griffon, dans une vasque en lave, qu'elle recouvre de ses dépôts et sédiments ocreux. Dans les commencements, elle jaillissait avec une assez grande abondance. Son rendement journalier était de 20,000 litres; mais, dans les années suivantes, on l'a vu décroître à 17, à 12, à 10, et maintenant il n'est plus que de 7,000 litres. Pourvu qu'il vive!

L'eau du puits *Lardy* a une température de 23° centigrades. Elle a la saveur prononcée des sels de fer et l'odeur hydro-sulfureuse. Son action sur la muqueuse stomacale est vive et stimulante, et les malades la digèrent très-bien. Mais elle développe souvent après elle, des céphalagies violentes et divers autres troubles nerveux, suivant les susceptibilités particulières ; ce qui fait qu'on ne doit la prendre, qu'avec précaution et à petites doses. Les petites doses, du reste, nous ne craignons pas de le répéter, doivent être observées, auprès de toutes les fontaines de Vichy ; et si nous revenons sur ce point avec insistance, c'est que les déceptions, qui accompagnent souvent le traitement thermal, ont pour cause principale l'intempérance des buveurs.

Les malades qui viennent à la buvette du puits *Lardy*, sont très-nombreux et très-divers. Dans un des kiosques qui avoisinent la fontaine, les propriétaires ont eu l'idée de mettre une espèce de registre d'observations, que tout le monde peut voir et consulter, et sur lequel les buveurs inscrivent eux-mêmes les détails de leurs maladies et du traitement qu'ils ont suivi. Il y a naturellement dans ces récits, de magnifiques et puissantes hyperboles : c'est une hymne perpétuel à la naïade de l'endroit, chanté dans toutes les langues et sur tous les tons de l'emphase, de l'admiration et de la reconnaissance.

Un grand nombre de malades sont des transfuges d'une autre source, et, s'il fallait les croire, l'eau de *Lardy* réunirait les propriétés spéciales, attribuées aux diverses fontaines de Vichy et posséderait seule le don de guérir. Cependant, en faisant la part la plus large à l'exagération, on trouve encore dans ce recueil, un grand fond de renseignements utiles et qui concordent avec l'expérience médicale. Qu'y a-t-il d'étonnant, au reste, qu'une eau minérale qui possède une double propriété reconstituante, et par le fer qu'elle contient en quantité suffisante, et par l'action stimulante qu'elle exerce sur la muqueuse intestinale, puisse être très-efficace, dans la plupart des maladies chroniques, qui s'accompagnent le plus ordinairement de désordres dans les digestions, de nutrition incomplète ou mauvaise, et d'un appauvrissement plus ou moins considérable du sang?

L'eau de la source *Lardy* peut remplacer avec avantage, pendant un temps limité, ce que, dans la médecine générale, on appelle le traitement analeptique : les amers et les ferrugineux. Elle est spécialement indiquée contre la chlorose, l'aménorrhée, la débilité qui suit les grandes pertes de sang, et dans tous les cas où la constitution étant affaiblie, sans lésion organique appréciable, il suffit de réveiller l'énergie des fonctions digestives, pour que le malade, assimilant davantage, recouvre la plénitude de ses forces.

Les enfants, les femmes, les jeunes filles, en font particulièrement usage, et parmi celles-ci on remarque beaucoup d'Anglaises et beaucoup de belles dames, qui portent d'un air dolent les fatigues du monde et les regrets d'avoir trop aimé les fêtes, le bal et... l'accessoire.

Il est des malades, atteints d'affections intestinales sans irritation, qui, après avoir commencé le traitement à la source de l'*Hôpital,* viennent le terminer très-avantageusement, à la source *Lardy.* Il en est d'autres, pour lesquels il est plus utile encore de le commencer directement par cette dernière : cela se remarque surtout dans certaines dyspepsies indolentes.

Une des propriétés les meilleures et les plus incontestables de la source *Lardy,* c'est l'action salutaire qu'elle exerce, contre la cachexie paludéenne, lorsqu'on l'administre concurremment avec l'eau de la *Grande-Grille.* Nous l'avons expérimentée, sur de nombreux malades de l'hôpital militaire — au temps où on les y soignait! — chez lesquels les fièvres d'Afrique avaient laissé des traces profondes, et toutes les fois que l'état des voies digestives nous a permis l'emploi de la source *Lardy,* ou de la source de *Mesdames,* le traitement thermal a réussi beaucoup mieux, que si le malade eût été laissé à l'usage unique de la *Grande-Grille.* Le raisonnement d'ailleurs se joint à l'expérience, pour recommander cette pratique.

Si l'on admet, en effet, d'après les études physiologiques les plus récentes, que la rate a pour action de faire passer du blanc au rouge, les globules sanguins, et que les engorgements de cet organe, en entravant ses fonctions, amènent la présence des globules blancs dans la masse du sang, — et cela s'accorde avec les résultats pathologiques, — il est évident qu'il doit être très-avantageux d'essayer sur l'économie, la double action reconstituante, dont nous venons de parler, des sels de fer et de la stimulation gastro-intestinale.

PUITS DE MESDAMES

Il est situé à 1,500 mètres environ de Vichy, sur la route de Cusset, entre celle-ci et la rive gauche du Sichon, et à l'extrémité de l'allée de peupliers, dite allée de *Mesdames*, en l'honneur de Mesdames Adélaïde et Victoire, auxquelles la station thermale doit ses premiers embellissements. Foré par M. Brosson, peu de temps après la découverte de la source *Lardy*, il fut acheté ensuite par la compagnie fermière, qui en amena les eaux jusqu'à Vichy.

Pour cela on a construit, à l'ouverture du tube ascensionnel, un bassin circulaire, où celles-ci se déversent et d'où elles s'échappent par une conduite en fonte. Au-dessus du bassin, un appareil hydraulique comprime fortement l'acide carbonique, qui tendrait à se dégager, et le chasse dans le tuyau conducteur avec les eaux, que lui-même, par sa force expansive, contribue ensuite à entraîner. Ainsi se trouvent réalisées, autant que possible, les conditions naturelles des sources minérales jaillissantes,

qui n'arrivent à niveau de terre, que sous la pression ascensionnelle de l'acide carbonique et de la
vapeur d'eau ; et l'eau, par cette même disposition,
est moins exposée à perdre ses éléments minéralisateurs, dans le trajet qu'elle parcourt jusqu'à Vichy.
—Appel à la Compagnie pour rétablir l'ancien ordre
de choses.

La fontaine de *Mesdames* vient s'ouvrir dans la
galerie des sources du Grand Établissement, à l'extrémité opposée à celle qu'occupe la *Grande-Grille*.
Elle est formée, par deux bassins de petite dimen-
sion, placés l'un au-dessus de l'autre et portés sur
une assise en maçonnerie. Le bassin inférieur, plus
grand, est d'une coupe évasée et presque gracieuse;
mais le supérieur, vraiment, a les proportions, la
tournure et l'aspect fâcheux d'une marmite. Le public des buveurs n'est pas sans s'apercevoir et
s'égayer un peu de cette étrangeté artistique. C'est
dans celui-là que l'eau jaillit et qu'on la puise, pour
les besoins de la buvette. Elle se déverse ensuite en
cascade, par-dessus ses bords, et recouvre toute la
fontaine de ses dépôts rougeâtres.

J'ai laissé ces lignes, telles qu'elles sont écrites,
dans les précédentes éditions, ainsi que d'ailleurs
j'en ai usé pour la source des *Célestins*, parce qu'il
me paraît utile que dans un livre, le passé puisse se
rapprocher du présent. On a ainsi un point de com-
paraison plus exact, pour constater les changements,
apprécier les améliorations et mesurer le progrès.
Nous devons donc ajouter, que l'administration a fait

depuis deux ans, disparaître cette disgracieuse fontaine et l'a remplacée, par une large conque en étain, portée sur un pied élevé d'un mètre environ, de façon à figurer assez exactement, une coupe à vin de Champagne. Un petit godet, placé au centre. reçoit le premier jet de la source, et les bords de la conque, soigneusement entretenus et essuyés, ne gardent plus l'empreinte d'aucun dépôt rougeâtre. Ce n'est plus qu'en la buvant qu'on peut reconnaître que l'eau de *Mesdames* est ferrugineuse.

Le débit de la source, calculé au point d'émergence, est de 15,000 litres par jour ; sa température est de 16 degrés centigrades. Son eau, quoique un peu moins chargée de substances minérales, est d'une composition, à peu près analogue, à celle du puits *Lardy*. Elle a, comme celle-ci, des proportions très-fortes d'acide carbonique et de fer. Dans les commencements, elle avait même paru lui être supérieure sous ces rapports ; mais les analyses chimiques de l'eau de *Mesdames* ont été faites à la naissance même du puits, et nous sommes porté à croire qu'elle arrive à l'établissement, un peu éventée et après avoir perdu quelques-uns de ses principes.

Quel que soit le soin qu'on ait apporté dans la construction de l'appareil hydraulique, il nous paraît, comme à M. Bouquet, bien difficile qu'il puisse empêcher toute évaporation de l'acide carbonique. Le tuyau en fonte qui amène les eaux est, en effet, ecouvert, dans les premiers mètres de son étendue, d'une couche très-épaisse de sédiments ocreux, indice irrécusable de cette évaporation et d'une certaine déperdition des sels de fer. Cette couche est surtout très-marquée à la fin de la saison, alors que les pompes ont cessé de fonctionner, et pour être fixé sur la vraie composition de l'eau de *Mesdames*, il serait à désirer que l'analyse en fût faite, à son arrivée à l'établissement thermal.

Toujours est-il qu'elle n'a ni le goût fortement piquant, que ses grandes proportions gazeuses et sa température froide devraient lui donner, ni la saveur ferrugineuse aussi prononcée que celle du puits *Lardy*. Elle est moins stimulante que cette dernière et ne donne pas lieu aussi facilement, à des céphalalgies et à divers troubles nerveux ; mais elle est peut-être plus indigeste, et un grand nombre de malades ne peuvent pas la supporter. Question de personne et de susceptibilité particulière. Elle pèse alors sur l'estomac, avec la lourdeur d'une pierre, et son ingestion est suivie, comme pour toutes les sources, de ballonnement du ventre, de coliques et de violentes diarrhées.

Les applications thérapeutiques de l'eau de *Mesdames* sont les mêmes que celles de l'eau de *Lardy*. Elle est indiquée dans les mêmes affections, le même personnel de malades fréquente sa buvette, les personnes seules varient, suivant que leurs dispositions maladives et les exigences particulières de leurs tempéraments, s'accommodent mieux de l'une ou de l'autre des deux sources. Nous avons assez dit, du reste, que l'application thérapeutique des diverses sources de Vichy est, avant tout, une question d'idiosyncrasie physiologique ou pathologique.

PUITS D'HAUTERIVE

Le petit village d'Hauterive, situé sur la rive gauche de l'Allier, à 5 kilomètres de Vichy, possédait autrefois des sources naturelles, dont il est fait mention, dans les anciens livres de médecine. Ces sources avaient cessé de couler depuis longtemps, lorsqu'en 1844, MM. Brosson les retrouvèrent, en quelque sorte, en pratiquant sur leur ancien emplacement, le forage qui a donné naissance au puits actuel. C'était une bonne fortune, qui fit pendant quelque temps d'Hauterive, une station thermale à côté de Vichy. On construisit un petit établissement contenant quatre baignoires, dans l'espérance d'y voir venir des malades; on nomma même un médecin-inspecteur : puis, la compagnie fermière acheta la nouvelle source, qui devint, avec son établissement et l'Inspecteur sans doute, la propriété de l'État.

Le puits d'*Hauterive* est le troisième des puits artésiens ferrugineux, et de beaucoup, le plus important des trois, par l'abondance de son débit.

Unique dans l'origine, et n'ayant qu'un seul jet, il donnait journellement 86,000 litres. Plus tard, son jaillissement se trouva divisé et fournit à un nouveau puits, pratiqué à 2 ou 3 mètres de distance du premier. L'un et l'autre ont été connus sous les noms de *Grande-Source* et source de la *Galerie*.

La *Grande-Source* était alors spécialement affectée à la fabrication du bicarbonate de soude. Elle jaillissait dans une cavité close, destinée, dans le principe, à contenir la grande quantité d'acide carbonique qu'elle fournit, et à rendre par là cette fabrication plus facile. Son rendement journalier était de 29,660 litres.

La source de la *Galerie*, dont le débit n'était que de 24,000 litres, se déversait dans un petit bassin circulaire, placé sous la galerie ou le péristyle de l'établissement, et servait uniquement à l'expédition des eaux en bouteilles.

Mais dans ces derniers temps, l'administration à renversé cet état de choses et démoli le bassin circulaire et la galerie de l'établissement. De plus, les deux émergences ont été réunies et, comme autrefois, il n'y a plus aujourd'hui qu'une seule source, avec son ancien rendement.

Il n'y a pas, à Hauterive, de buvette proprement dite, et les malades n'y viennent que dans un but de promenade. Dans ce cas, ils peuvent emplir un verre et le boire à l'endroit même où l'on emplit les bouteilles, et quelques-uns, en effet, se donnent

cette satisfaction. La compagnie fermière avait eu
pourtant l'idée d'amener les eaux de la source à Vichy, et ce projet aurait eu certainement des avantages, eu égard à leur excellente composition ; mais
il ne faut pas trop le regretter peut-être, en pensant
qu'elles auraient pu laisser dans le trajet, une partie
de leurs principes. Le prétendu inspecteur estime,
naturellement, qu'elles seraient les plus propres à
remplacer l'eau des *Célestins*, sans qu'il leur re-
connaisse pourtant, une action spéciale sur les
organes urinaires ; il loue beaucoup leur qualité
digestive et la facilité, avec laquelle les malades les
supportent ; mais évidemment il ne s'agit ici que
des eaux transportées.

On peut ajouter avec plus de justesse, qu'à Vichy
elles auraient une application analogue à celles des
sources *Lardy* et *Mesdames* ; mais la même objection
reste, à savoir : si une eau, qui aurait parcouru
5 kilomètres, dans un tuyau conducteur, conserve-
rait les mêmes propriétés, qu'à son point de jaillissement ? Nous ne le pensons pas.

L'eau d'*Hauterive* est, de toutes celles de Vichy, la
plus chargée en acide carbonique. Elle est froide,
entre 14 et 15 degrés, et cette double circonstance
la rend très-précieuse, pour le transport en bouteilles.

PUITS DE VESSE

Si l'origine volcanique des eaux de Vichy n'était pas suffisamment démontrée, la source de *Vesse* serait, de cette origine, la preuve certaine, incontestable, évidente, la plus curieuse et la plus imposante. Autrefois, en 1844, lors de son forage, le *Puits Brosson* ou la *Source du Parc* se présentait avec une certitude et un merveilleux plus imposant encore. Intermittent, comme la source de *Vesse*, le puits lançait, d'heure en heure, une colonne d'eau, qui montait et dépassait en hauteur, la cîme des arbres qui l'entouraient (20 mètres environ)! Mais, depuis que le Puits-Brosson, comprimé pour les besoins de la buvette, est devenu une pompe foulante à jet continu, et a pris le nom de Source du Parc, le puits intermittent de Vesse reste le premier en ligne. Le premier et le seul intermittent à Vichy.

Il doit à sa position, en deçà de l'Allier, de n'avoir pas été comprimé à son tour, et de conserver ses allures naturelles. Tandis que toutes les sources de Vichy, ses voisines, affolées à la piste des buveurs, se disputent l'honneur de les désaltérer, lui, jaillit à ses heures, libre et solitaire, n'ayant ni le désir d'accaparer la foule, ni la crainte d'en être abandonné. — Il est bon quelquefois, de se tenir à l'écart des cupidités et des ambitions vulgaires.

La source de *Vesse* est la plus intéressante, la mieux appréciée et la plus courue de toutes les sources.

Le puits de *Vesse* a été foré, en 1844, par M. Brosson, le père, déjà nommé, de la source du Parc. Il est situé dans la petite commune de Vesse, sur la rive gauche de l'Allier, à l'extrémité même du pont de Vichy, et presque en face de l'établissement thermal. On le nomme indifféremment, Puits ou Source de *Vesse*, source du *Pré-Salé* ou source *Intermittente*. Cette dernière désignation sert à définir la nature singulière de son écoulement.

Le puits de *Vesse* se distingue, en effet, par une intermittence parfaitement régulière et très-curieuse. Ses jaillissements s'annoncent par un grondement souterrain, qui grandit en se rapprochant, et s'accompagne, presque instantanément, d'une violente éruption d'eau et de gaz, assez fortement imprégnés, comme à presque toutes les sources de Vichy, de l'odeur hydro-sulfureuse. A ce moment, la source présente, en petit, le phénomène des *volcans d'eau chaude*. Notons ce point, dont nous aurons plus bas à nous souvenir.

Elle coule ainsi pendant six minutes ; puis on entend des sifflements, produits par un nouveau dégagement de gaz, et qui annoncent la fin de l'éruption. L'instant d'après, la source ne donne plus ni eau ni gaz, et tout rentre dans le silence pendant cinquante minutes, au bout desquelles le phénomène recommence dans les mêmes conditions.

Telle était la source, à l'époque où M. O. Henry
et M. Bouquet ont analysé ses eaux ; telle nous
l'avons décrite nous-même, en 1860 et 1866, et la
voyait-on encore, il y deux ans. Elle jaillissait alors
sous un toit rustique, au sommet duquel la gerbe
écumeuse allait se briser. On l'entendait venir de
loin et les curieux se pressaient, autour de l'ouverture, pour écouter ses premiers grondements.
Mais, en 1870, le tube ascensionnel s'étant rompu,
il fallut procéder à un travail de réparation, à un
nouvel aménagement.

Un tuyau plus large que l'ancien, trop large à
notre avis, pour la plus grande intensité et la force
ascensionnelle du jet (il mesure 10 centimètres
de diamètre), descend aujourd'hui, à une profondeur de 96 mètres. C'est dans ce canal que l'eau
monte, grandit, se gonfle et éclate, suivant la loi
de son intermittence, en une gerbe lumineuse, res-
plendissante de blancheur. Un élégant pavillon, en
fer ouvragé, a remplacé le modeste toit de chaume
d'autrefois. Il entoure un large bassin, dans lequel
l'eau retombe et d'où elle s'écoule. Autour, un petit
jardin à l'anglaise et des canapés de bois, pour
l'agrément et le repos des visiteurs.

Telle qu'elle est aujourd'hui, la source de Vesse
a gagné à ces embellissements extérieurs ; mais son
régime a subi des modifications importantes.

Le grondement lointain, qui annonçait son ap-
proche, ne se perçoit plus que très-difficilement,
et on n'entend plus les sifflements qui terminaient

l'éruption. Son intermittence n'a plus le même rythme. L'eau ne se montre plus toutes les heures, pendant cinq ou six minutes ; elle se fait attendre six heures au moins, sept heures au plus, et elle jaillit pendant une heure.

Et, en vérité, c'est un beau spectacle de la voir s'élancer à une hauteur de vingt pieds, en une gerbe épaisse, de près de deux mètres de circonférence, bouillonnante, furieuse, éclatante, s'abaissant et se relevant tour à tour, pour retomber enfin et se taire, à seize mètres de profondeur, au centre de la terre. Là elle dort ; elle attend une nouvelle éruption. Sommeil agité, du reste, pendant lequel l'eau se soulève lentement et, par une progression insensible, monte vers l'orifice extérieur, d'où elle déborde un instant, sans bruit, jusqu'au réveil éclatant !

Ce réveil ou ce retour de l'éruption, nous l'avons indiqué, quoique très-régulier, n'a rien pourtant d'absolument fixe. Entre six et sept heures l'intermittence peut varier. Ainsi elle retarde d'une demi-heure environ, en raison directe de la longueur du jet précédent et de son abondance : c'est-à-dire qu'une éruption violente et très-abondante, est suivie d'un plus long repos, avant l'arrivée d'une autre éruption. Elle subit encore l'influence des saisons et de l'état du ciel. Au printemps et en automne, les jaillissements sont plus rapprochés qu'en été et en hiver.

Quand le temps est beau, la source retarde ; au

contraire, l'orage semble augmenter la chaleur de l'eau et précipite le jet, qui entraîne souvent avec lui de petites granulations, grosses, parfois, comme des noisettes, que le doigt écrase facilement, et qui ne sont autre chose que des carbonates terreux. Enfin, par un temps uniforme. quel qu'il soit, les variations. en avance ou en retard, de l'éruption indiquent, pour le lendemain, un changement dans l'atmosphère. C'est un baromètre : et cette circonstance n'est pas une des particularités les moins étonnantes de son existence.

La source de Vesse donne de 6 à 7,000 litres d'eau dans chaque éruption.

Etrange phénomène ! étonnant, très-curieux, presque incompréhensible à première vue, et pourtant plus simple et moins rare, qu'on ne pourrait le croire.

A Haute-Colombe, près d'Aix-les-Bains, il y a une source intermittente, la Source *Merveilleuse*, comme on l'appelle. — Le 20 décembre 1865, le *Moniteur Universel* publiait une lettre du R. P. Girard, missionnaire apostolique, qui donne, sur les eaux thermo-minérales d'Atami, au Japon, des détails très-intéressants. Nous y avons trouvé la reproduction exacte du phénomène du puits de *Vesse*, et la confirmation de l'opinion que nous avions déjà émise, de l'origine volcanique des eaux de Vichy.

« Les eaux d'Atami, dit le R. P. Girard, sont salines et thermales, au plus haut degré. Elles sortent d'un sol argileux, par une bouche an-

fractueuse, d'une ouverture de 30 centimètres
carrés environ. La source est située au pied de
hautes montagnes; d'un caractère purement volcanique, en amont du village d'Atami, à une
distance, du bord de la mer, d'un demi-mille ou
un peu plus. Les eaux en jaillissent par intervalles
plus ou moins réguliers (six ou huit fois dans les
vingt-quatre heures), et chaque poussée est accom-
pagnée d'une série de phénomènes, qui se présentent
dans un ordre à peu près constant.

» Voici comment les choses se passent le plus
ordinairement. Les bourdonnements souterrains,
que l'on entend constamment, au-dessus et aux en-
virons de la bouche, augmentant d'intensité à un
moment donné, annoncent de très-près la sortie de
quelques jets de vapeur et d'un peu d'eau bouillante, entraînée avec eux. Le bruit s'élève progressivement et semble se rapprocher de la surface du
sol ; en même temps le jet de vapeur grossit, devient
continu et s'élance bientôt de la bouche en colonne
vibrante, dont le fracas et la force d'impulsion ne
peuvent être comparés qu'à ceux de la vapeur d'une
locomotive, s'échappant par son tuyau de dégagement. Au bout de quinze ou vingt minutes, le
maximum est atteint. Dès lors, le bruit diminue et
change de nature, la colonne de vapeur perd de sa
force; un peu d'eau en ébullition s'écoule déjà au-
dessous d'elle. Les phénomènes continuant à se
substituer l'un à l'autre, à mesure que la proportion de vapeur diminue, la gerbe d'eau bouillante

augmente et sort bientôt à pleine ouverture, pour se rendre dans un réservoir voisin, destiné à la recueillir. Peu de temps après, l'eau a cessé de couler elle-même, et tout rentre dans le calme jusqu'à l'éruption prochaine. »

Etrange phénomène ! nous le répétons; qui surexcite l'imagination et dont l'esprit, inquiet et avide, cherche et demande impérieusement l'explication. Or, l'explication n'était pas facile à donner. — *Sources mystérieuses*, disait-on autrefois ! Mais la science ne peut pas avoir de ces étonnements, et elle s'appuie aujourd'hui, sur des raisons plus sérieuses. Et d'ailleurs, en y réfléchissant, l'explication vient vite et se présente, pour ainsi dire d'elle-même.

En Islande, ce pays si semblable à l'Auvergne, sur le trajet de cette longue chaîne volcanique, que l'Hécla couvre si souvent de ses lueurs sinistres et de ses laves incandescentes, on trouve un assez grand nombre de cratères jaillissants, improprement nommés *Volcans d'Eau chaude*. Ce sont des *Geysers*, dont le nom islandais *Geysir*, signifie *fureur*, et qui indiquent des sources thermales jaillissantes et intermittentes. La source de Vesse n'est pas autre chose : un Geyser, artificiellement produit par le forage, dont le tuyau ascensionnel remplace les fissures et crevasses naturelles des Geysers Islandais.

Mais, par cela même, la théorie de l'ɷ horizontale ou siphon, qui est universellement admise,

pour rendre compte de la production des Geysers,
ne peut-être rigoureusement appliquée à la source
de Vesse. C'est par des fissures rocheuses de direction différente, perpendiculaires, inclinées ou hori-
zontales, et reliées entr'elles, de façon à offrir une
disposition équivalente à une ∽ couchée, dont un
crochet plonge dans le centre de la terre, et l'autre
communique avec l'extérieur, que les émanations
intérieures pénétrent et cheminent dans le conduit,
se poussent et déterminent les éruptions des Geysers.
Or, les sources de Vichy, situées en pays comble,
n'offrent pas les mêmes dispositions éruptives, et
la source artificielle de Vesse, avec son tuyau de
forage, ne peut pas surgir dans les mêmes conditions.

Le moteur est le même : mais le mécanisme du
mouvement ne l'est pas. Ce moteur, c'est la vapeur
d'eau.

Dans notre volume sur les *Eaux minérales de
Vichy*, nous avons donné l'acide carbonique, comme
l'agent principal de la minéralisation des eaux.
Nous disons ici que la vapeur d'eau, seule ou mé-
langée à d'autres gaz, est l'agent unique de leur ascension. C'est par l'impulsion de cet agent, qu'il
nous faut expliquer l'ensemble des phénomènes que
présente la source de Vesse ; éruption, intermittence, régularité de cette intermittence...

Voilà donc le tuyau de forage, qui descend jusqu'à 96 mètres dans le centre de la terre. Là, il
rencontre la masse d'eau minérale, frémissante,

chargée de gaz élastiques et cherchant une issue au dehors. Entraînée par la vapeur d'eau, elle se précipite; poussée par elle, elle monte dans ce tube ascensionnel, elle monte encore, elle arrive jusqu'à 16 mètres du niveau du sol. A ce point, l'éruption éprouve un temps d'arrêt. L'eau se condense, résiste, et le poids de la colonne fait équilibre à la poussée intérieure. Une lutte s'engage, et cette lutte marque le commencement de l'intermittence de la source.

La vapeur d'eau, éprouvant une résistance, s'accumule, augmente sa force expansive, décuple sa puissance, presse et pousse de bas en haut, jusqu'à ce qu'elle brise l'obstacle et qu'elle parvienne à soulever la masse liquide qui l'opprime. Alors celle-ci reprend sa marche ascensionnelle, franchit la distance qui la sépare du sol et, mêlée à tous les fluides élastiques, elle jaillit lentement et degrés par degrés, enfin, avec une force, rapidement progressive, puis insensiblement décroissante, en raison de la puissance et de la concentration de la vapeur d'eau, qui l'entraîne.

Tout cela, on le voit, est aussi simple que curieux et imposant.

Si, maintenant il faut rendre compte de la régularité, avec laquelle l'intermittence et les éruptions se produisent, — et ceci n'est pas ce qui étonne et préoccupe le moins les visiteurs, — l'explication est aussi facile. Dans les Geysers d'Islande, le conduit souterrain, à travers lequel la vapeur d'eau accomplit son rôle, peut être coupé par de très minces fissures accessoires, qui servent de déversoirs, s'emplissent de vapeur et peuvent diminuer ou retarder sa force projectrice. De là, viennent des irrégularités, dans le phénomène de l'éruption, laquelle se produit, dans le grand Geyser, par exemple, à des intervalles, qui varient de six à quarante huit heures. Mais ici, rien de semblable.

Le tuyau descendant de la source de Vesse n'a pas de fissures. Il tombe droit et plein, dans la masse liquide, qui l'envahit, à une hauteur de 80 mètres, point où la vapeur d'eau n'a plus la force de la soulever. Nous avons marqué ce temps d'arrêt. Or le poids de la colonne d'eau, qui fait, à ce point, équilibre à l'émanation souterraine, étant toujours le même, il est évident que la vapeur d'eau mettra le même temps à s'accumuler, à accroitre sa force d'expansion et à entraîner avec elle, l'eau jaillissante au dehors.

Lorsque nous avons admis, pour origine des sources de Vichy, la théorie volcanique des émanations centrales, nous avons, par là même, donné la théorie des fontaines jaillissantes. Il n'y a pas de différence entr'elles. Est-ce que la *Grande-Grille* n'est pas une source jaillissante, à jet continu ? Ce qui la pousse au dehors, ce qui détermine sont jet saccadé, c'est, aussi bien qu'à la fontaine de Vesse, la vapeur d'eau, mêlée à quelques autres gaz.

Et si on demande pourquoi à Vesse, les éruptions, peu abondantes autrefois, avaient lieu toutes les heures, tandis que maintenant, la source ne jaillit plus que toutes les six heures... Il est facile, en dehors de certaines conditions d'aménagement, qu'il faut mettre en réserve, de se rendre compte de ce changement, par le diamètre même du tube ascensionnel. Plus le tube est étroit et moins il est profond, moins la colonne d'eau est forte, plus elle est facile à soulever et plus le jaillissement est court. Or le dernier travail accompli à la source de Vesse, a eu précisément pour objet, d'allonger le tuyau, en agrandissant considérablement son diamètre.

Il en est de même de certaines particularités, que nous avons notées, comme intéressantes. Ainsi l'influence des saisons et de l'état du ciel, sur les jaillissements de la source. Cela s'explique par la pression atmosphérique, qui naturellement, s'ajoute au poids de la colonne d'eau, comme force de résistance à la poussée intérieure. Or, si au printemps et en automne, si par les temps orageux, par les temps chauds et pluvieux, les éruptions se font moins attendre et devancent leurs heures, c'est qu'à ces époques et dans ces circonstances, la pression barométrique est plus basse. On pourrait d'ailleurs vérifier le fait, par un moyen simple. Ce serait d'embrasser l'orifice supérieur du tube ascensionnel, dans un cercle en métal, muni d'un couvercle mobile et tombant. L'orifice étant constamment fermé, on arriverait peut-être ainsi, à obtenir, dans l'intérieur, une pression barométrique uniforme. C'est une expérience que nous serions curieux de faire, sans avoir pourtant une grande confiance dans le succès..... et pour cause!...

L'eau de la source de Vesse a une température qui peut varier de 27 à 30 et 35° centigrades. Son rendement, que nous avons évalué à 6,000 litres par jaillissement, n'est pas exactement connu. C'est d'ailleurs une eau perdue et sans usage pour les malades. On peut le regretter.

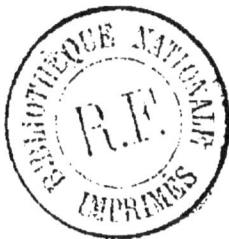

TABLEAU comprenant les quantités des divers composés salins, hypothétiquement attribués à un chacune des eaux minérales du bassin de Vichy (BOUQUET, Composition chimique des eaux de Vichy.)

DÉSIGNATION DES LOCALITÉS .... / DÉNOMINATION DES SOURCES	VICHY									VESSE	HAUTE-RIVE	SAINT-YORRE	ROUTE de CUSSET
	GRANDE-GRILLE	PUITS-CHOMEL	PUITS-CARRÉ	LUCAS	HOPITAL	CÉLESTINS	NOUVELLE SOURCE DES CÉLESTINS	PUITS BROSSON	PUITS DE L'ENCLOS DES CÉLESTINS	PUITS DE VESSE	PUITS D'HAUTERIVE	SOURCE DE SAINT-YORRE	PUITS DE MESDAMES
Acide carbonique libre......	0,908	0,768	0,876	1,751	1,087	1,049	1,299	1,555	1,750	1,968	2,183	1,333	1,908
Bicarbonate de soude.......	4,883	5,091	4,893	2,004	5,029	5,103	4,101	4,857	4,910	3,537	4,687	4,881	4,016
— de potasse	0,352	0,371	0,378	0,282	0,440	0,315	0,231	0,292	0,527	0,222	0,189	6,233	0,189
— de magnésie...........	0,303	0,338	0,335	0,275	0,260	0,328	0,554	0,213	0,238	0,382	0,501	0,470	0,435
— de strontiane..........	0,303	0 003	0,003	0,005	0,005	0,005	0,005	0,005	0,005	0,005	0,003	0,005	0,003
— de chaux.............	0,434	0,427	0,421	0,545	0,570	0,462	0,699	0,614	0,710	0,601	0,432	0,514	0,604
— de protoxyde de fer...	0,004	0,004	0,004	0,004	0,004	0,004	0,044	0,004	0 628	0,004	0,017	0,010	0,026
— de protoxyde de mangan.	traces	traces	traces	traces	traces	traces	traces	traces	traces	traces	traces	traces	traces
Sulfate de soude............	0,291	0,291	0,291	0,291	0,291	0,291	0,314	0,314	0,314	0,243	0,291	0,271	0.250
Phosphate de soude	0,130	0,070	0,028	0,070	0,046	0,091	traces	0,140	0,081	0,162	0,046	traces	traces
Arséniate de soude.........	0,002	0,002	0,002	0,002	0,002	0,002	0,003	0,002	0,003	0,002	0,002	0,002	0,003
Borate de soude............	traces	traces	traces	traces	traces	traces	traces	traces	traces	traces	traces	traces	traces
Chlorure de sodium........	0,534	0,534	0,534	0,518	0,518	0,534	0,550	0,550	0,534	0,508	0,508	0,518	0,355
Silice	0,070	0,070	0,068	0,050	0,050	0.060	0,065	0,055	0,065	0,041	0,041	0,052	0.032
Matière organique bitumineuse	traces	traces	traces	traces	traces	traces	traces	traces	traces	traces	traces	traces	traces
Totaux............	7,914	7,959	7,883	8,797	8,222	8,244	7,865	8,601	9,165	7,755	8,956	8,298	7,811

TABLEAU comprenant les proportions des divers principes, acides et basiques, contenues dans un litre de chacune des eaux minérales du bassin de Vichy.

DÉSIGNATION DES LOCALITÉS	VICHY									VESSE	HAUTE-RIVE	SAINT-YORRE	ROUTE de CUSSET
DÉNOMINATION DES SOURCES	GRANDE-GRILLE	PUITS CHOMEL	PUITS CARRÉ	LUCAS	HOPITAL	CÉLESTINS	NOUVELLE SOURCE DES CÉLESTINS	PUITS BROSSON	PUITS DE L'ENCLOS DES CÉLESTINS	PUITS DE VESSE	PUITS D'HAUTERIVE	SOURCE DE SAINT-YORRE	PUITS DE MESDAMES
Acide carbonique	4,418	4,429	4,418	5,348	4,719	4,705	4,647	5,071	5,499	4,831	5,640	4,957	5,029
— sulfurique	0,164	0.164	0,164	0,164	0,164	0,164	0,177	0,177	0,177	0,137	0,164	0,153	0,141
— phosphorique	0.070	0,038	0,015	0,038	0,025	0.050	traces	0,076	0,044	0,088	0,025	traces	traces
— arsénique	0'001	0,001	0,001	0,001	0,001	0,001	0,002	0,001	0,002	0,001	0,001	0,001	0,002
— borique	traces	traces	traces	traces	traces	traces	traces	traces	traces	traces	traces	traces	traces
— chlorhydrique	0,334	0,334	0,334	0,324	0,324	0,334	0,344	0,344	0,334	0,318	0,334	0,324	0,222
Silice	0,070	0,070	0,068	0,050	0,050	0,060	0,065	0,055	0,065	0,041	0,071	0,052	0,032
Protoxyde de fer	0,002	0'002	0,002	0,002	0,002	0,002	0,020	0,002	0,013	0.002	0,008	0,005	0,012
Protoxyde de manganèse	traces	traces	traces	traces	traces	traces	traces	traces	traces	traces	traces	traces	traces
Chaux	0,169	0,166	0,164	0,212	0,222	0,180	0,272	0,239	0,276	0,265	0,168	0.200	0,235
Strontiane	0,002	0,002	0,002	0,003	0,003	0,003	0,003	0,003	0,003	0,003	0,002	0,003	0,002
Magnésie	0,097	0,108	0,107	0,088	0,064	0,105	0,177	0,068	0,076	0,122	0,160	0,153	0,136
Potasse	0,182	0,192	0,196	0,146	0,163	0,228	0,120	0,151	0,273	0,115	0,098	0,121	0,098
Soude	2,488	2,536	2,445	2,501	2,500	2,560	2,124	2,500	2,486	1,912	2,368	2,409	1,957
Matière bitumineuse	traces	traces	traces	traces	traces	traces	traces	traces	traces	traces	traces	traces	traces
Totaux	7,997	8,042	7,916	8,877	8,302	8,327	7,951	8,687	9,428	7,835	9,039	8,878	7,866

TABLE

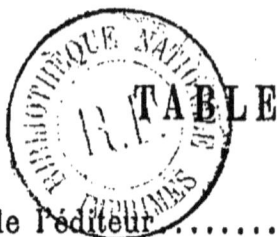

	Pages.
Note de l'éditeur....................	1
Les Sources de Vichy...............	3

§ Ier SOURCES NATURELLES :

Grande-Grille....................	11
Puits-Carré......................	22
Source Chomel...................	23
Source de l'Hôpital..............	28
Source des Célestins.............	37
Nouvelle source des Célestins.....	49
Source Lucas....................	52
Source Saint-Yorre..............	57

§ II. SOURCES ARTIFICIELLES :

Source du Parc..................	62
Puits Lardy.....................	65
Puits de Mesdames..............	70
Puits d'Hauterive...............	74
Puits de Vesse.................	77

85

www.ingramcontent.com/pod-product-compliance
Lightning Source LLC
Chambersburg PA
CBHW071527200326
41519CB00019B/6094